Marion Selzer & Jens Sprengel

Intervall Fasten leicht gemacht

Das 4-Wochen-Programm für Anfänger

16 Stunden fasten, 8 Stunden schlemmen: Das kann jeder!

© 2019 Inspiriert-Sein Verlag, Saarlouis
Alle Rechte vorbehalten. Nachdruck, auch auszugsweise, sowie Verbreitung durch Film, Funk und Fernsehen, durch fotomechanische Wiedergabe, Tonträger und Datenverarbeitungssysteme jeglicher Art nur mit schriftlicher Genehmigung des Verlages.

Cover / Umschlag: Natascha Sokolov

Inspiriert-Sein Verlag, Saarlouis
info@inspiriert-sein.de

ISBN
Paperback: 978-3-946026-15-0
E-Book: 978-3-946026-16-7

Printed in Germany

Bibliografische Information der Deutschen Nationalbibliothek: Die Deutsche Nationalbibliothek verzeichnet diese Publikation in der Deutschen Nationalbibliografie; detaillierte bibliografische Daten sind im Internet über *www.dnb.dnb.de* abrufbar.

Hinweis: Die hier dargestellten Informationen und Anregungen wurden von den Autoren und dem Verlag mit großer Sorgfalt und nach bestem Wissen erstellt. Eine Gewähr kann jedoch nicht übernommen werden. Der Inhalt des Buchs bietet keinen Ersatz für einen persönlichen medizinischen Rat. Die vorgestellten Tipps, Methoden und Ideen sollen ausschließlich von gesunden Menschen angewendet werden. Schwangeren und stillenden Frauen, Kindern im Wachstum und Menschen mit Essstörungen raten wir von jeglicher Form des Fastens ab. Menschen, die an einer Erkrankung leiden und/oder Medikamente einnehmen, bitten wir, das Vorhaben mit einem Arzt zu besprechen. Suchen Sie im Zweifelsfall immer professionelle medizinische Beratung. Eine Haftung der Autoren bzw. des Verlags und seiner Beauftragten für eventuelle Nachteile und Schäden aller Art, die aus der Anwendung der im Buch gegebenen Hinweisen resultieren, sind ausgeschlossen.

Haftungsausschluss für die Hinweise auf externe Internetseiten:
Dieses Werk enthält Webadressen zu externen Webseiten Dritter, auf deren Inhalte weder Verlag noch Autoren Einfluss haben. Deshalb können weder Verlag noch Autoren für diese fremden Inhalte eine Gewähr übernehmen. Für die Inhalte der angegebenen Webadressen ist stets der jeweilige Anbieter oder Betreiber der Seite verantwortlich. Die Seiten wurden zuletzt vor der Erstveröffentlichung auf mögliche Rechtsverstöße überprüft. Rechtswidrige Inhalte waren zu diesem Zeitpunkt nicht erkennbar. Eine permanente inhaltliche Kontrolle der angegebenen Webadressen ist jedoch ohne konkrete Anhaltspunkte einer Rechtsverletzung nicht zumutbar. Bei Bekanntwerden von Rechtsverletzungen werden die Adressen aus der Folgeauflage entfernt.

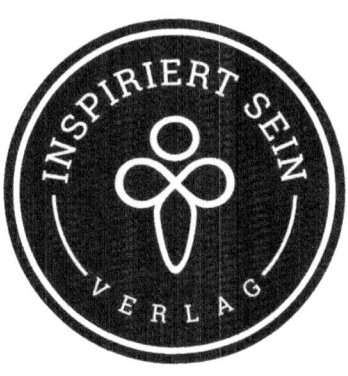

„Die Leute denken, das sei so eine Art merkwürdiger Diät, wenn man mal 20 Stunden nichts isst oder so. In Wirklichkeit ist es das Normalste von der Welt!"

Frank Madeo, Professor für Molekularbiologie und Altersforscher

Inhaltsverzeichnis

Das Wichtigste auf einen Blick   S. 13
1. Was ist Intervallfasten?   S. 15
2. Wie wirkt Intervallfasten?   S. 16
3. Die gesundheitlichen Vorteile von Intervallfasten   S. 17
4. Die praktischen Vorteile von Intervallfasten   S. 18

Kapitel 1: Willkommen   S. 19
1. Vorwort oder: Warum dieses Programm?   S. 21
2. Vorteile von Intervallfasten aus wissenschaftlicher Sicht   S. 30
3. Intermittierendes Fasten und die praktischen Vorteile   S. 40
4. Wer schreibt hier eigentlich?   S. 44

Kapitel 2: Hintergrundinformationen   S. 45
1. Unser Organismus – Ein selbstregulierendes und sich ständig erneuerndes System   S. 49
2. Hunger und Sättigung: Die beiden gegensätzlichen Pole eines gesunden Stoffwechsels   S. 51
3. Der Wechsel zwischen Hunger und Sättigung als Voraussetzung für optimale Zellgesundheit und einen flexiblen Stoffwechsel   S. 54
4. Ständiges Essen als Störfaktor der metabolischen und hormonellen Balance   S. 58
5. Intervallfasten als Lösung für den modernen Menschen von heute   S. 62

Kapitel 3: Das Programm   S. 65
→ Ein paar Worte zu Aufbau und Nutzung des Programms   S. 67
→ Eine kurze Übersicht der einzelnen Stufen   S. 71

Stufe 1: In Kontakt kommen mit Hunger und Sättigung   S. 74
1. Hunger und Sättigung als natürliche Regler unseres Essverhaltens   S. 74
    → Wir haben das natürliche Gespür für Hunger und Sättigung verloren   S. 75
         a) Essen als Seelentröster   S. 75
         b) Frühkindliche und gesellschaftliche Prägungen   S. 75
         c) Schönheitsideal von heute und der Glaube ans Kalorienzählen   S. 76
         d) Die Macht der Gewohnheit   S. 78

2. Hunger: Nur wer Hunger hat, kann auch satt werden   S. 80
    → Wann habe ich Hunger?   S. 82
    → Ist es wirklich Hunger?   S. 84
    → Hunger entsteht ganz oft im Kopf   S. 84
    → Stolperfallen aufdecken und Lösungen finden   S. 88
    → Das Hungergefühl hinterfragen   S. 90

3. Sättigung: Nur, wer sich regelmäßig satt isst, kann Hunger genießen lernen   S. 93
    → Was ist zelluläre Sättigung?   S. 93
    → Wann bin ich satt?   S. 95
    → Keine Angst vorm Satt-Essen!   S. 97

Fazit Stufe 1   S. 99
Bonusaufgabe Stufe 1: Achtsam essen in entspannter Atmosphäre   S. 99

Stufe 2: Hunger und Sättigung zelebrieren und genießen lernen   S. 102
1. Hunger zulassen und die Phasen ohne Nahrung langsam ausdehnen   S. 103
    → Freundschaft mit dem Hunger schließen – Über die positiven Auswirkungen von Hunger   S. 103
    → Tipps für die Umsetzung   S. 108

2. Tipps gegen unangenehme Hungergefühle   S. 113

- → Die Macht der Gewohnheit: Ein bisschen Geduld bitte! — S. 113
- → Zellhunger nach Vitalstoffen — S. 113
- → unflexibler Stoffwechsel — S. 114
- → Stress — S. 117
- → emotionale Verstrickungen — S. 118
- → Vata-Ungleichgewicht — S. 118

3. Keine Angst vorm Hunger! Häufig geäußerte Bedenken — S. 119
   - → Wenn ich nichts esse, bricht mein Blutzucker zusammen. — S. 120
   - → Wenn ich nicht regelmäßig esse, wird mein Stoffwechsel träge. — S. 120
   - → Wenn ich Hunger habe und nichts esse, verliere ich Muskelmasse. — S. 121

4. Mehr Genuss beim Essen durch gesunden Hunger — S. 122
   - → Hunger ist der beste Koch — S. 122
   - → Satt essen erlaubt — S. 122

Fazit Stufe 2 — S. 124
Bonusaufgabe Stufe 2: Wie wirkt sich das WAS auf Hunger und Sättigung aus? — S. 124

Stufe 3: Durch mehr Flexibilität im Stoffwechsel zu mehr Unabhängigkeit vom Essen — S. 126

1. Den Fettstoffwechsel in Schwung bringen — S. 127
   - → Fettstoffwechsel durch körperliche Bewegung aktivieren — S. 128
   - → Mittelkettige Fettsäuren als Turbobooster für den Fettstoffwechsel — S. 130

2. Die Essenspause ausdehnen durch das Zusammenschieben der ersten und letzten Mahlzeit des Tages — S. 136
   - → Frühstück nach hinten oder Abendessen nach vorne verschieben – Was ist besser? — S. 137

a) Ein Blick auf den Biorhythmus	S. 137
b) Die physiologische Wirkung von Hunger	S. 138
c) Wann ist Hunger am stärksten?	S. 140
d) Soziale und praktische Faktoren	S. 140
e) Gewichtsabnahme und Insulin	S. 141
f) Verjüngung und HGH	S. 142
→ Tipps zum Durchhalten: So hat Heißhunger keine Chance	S. 145
a) Gezielte Ablenkung	S. 145
b) Hunger kommt und geht in Wellen	S. 146
c) Wasser trinken→ Vitalstoffe tanken	S. 146
d) Vitalstoffe tanken	S. 147
3. Gut gesättigt durch die Essenspause kommen	S. 149
→ Tipps für eine lang anhaltende Sättigung	S. 150
→ Tipps gegen Überessen	S. 151
a) Mehr Ballaststoffe und wasserreiche Lebensmittel	S. 151
b) Vitalstoffe statt leere Kalorien!	S. 151
c) Mehr hochwertiges Eiweiß und gesunde Fette	S. 154
d) Zeit nehmen fürs Essen	S. 155
e) Emotionale Verstrickungen auflösen	S. 156
Fazit Stufe 3	S. 157
Bonusaufgabe Stufe 3: Essen muss schmecken!	S. 157

Stufe 4: Finale! 16-stündige Essenspausen für gesunde Zellen und ein langes Leben — S. 160

1. 16 Stunden ohne Nahrung – Autophagie als Motivationsschub	S. 161
→ Was ist Autophagie?	S. 162
→ Die Aufgaben der Autophagie	S. 164
→ Was stört die Autophagie	S. 166
→ Was unterstützt die Autophagie?	S. 167
→ Was ist während der Fastenphase erlaubt?	S. 171
2. 16 Stunden ohne Nahrung – Tipps für die praktische	S. 173

Umsetzung
- → Finden Sie Ihren idealen IF 16/8-Rhythmus … S. 174
- → IF 16/8 für Schichtarbeiter … S. 174
- → IF 16/8 mit Partner und Familie … S. 175
- → IF 16/8 bei Einladungen, Feiern oder besonderen Anlässen … S. 176

3. Wer fastet, darf auch schlemmen … S. 177

4. Wenn der Appetit ausbleibt … S. 178

5. Detox Baby! Tipps für eine sanfte Entgiftung des Körpers … S. 179

6. Tipps für den Umgang mit inneren und äußeren Saboteuren … S. 183

Fazit Stufe 4 … S. 185
Bonusaufgabe Woche 4: Wie viele Mahlzeiten während der Essensphase? … S. 185

Kapitel 4: Wie geht es weiter? … S. 189

1. Intermittierendes Fasten als Lifestyle/Dauerkonzept … S. 191

2. Tipps für die Langzeit-Anwendung von intermittierendem Fasten … S. 192
   - → Sind Ausnahmen erlaubt? … S. 192
   - → Es müssen nicht immer 16 Stunden sein … S. 193
   - → Wieso Intervallfasten nicht jedem gleich leicht fällt und was das persönliche Neurotransmitter-Profil damit zu tun hat … S. 195
   - → IF auf Reisen und im Urlaub … S. 199
   - → IF bei Krankheiten … S. 201
   - → Der Umgang mit Rückschlägen … S. 201

3. IF als Einstieg in den Umstieg: Lust auf gesündere Ernährung? … S. 204

4. Intervallfasten-Projekt gescheitert? Kein Grund zum Aufgeben   S. 208

5. Kurzzeitfasten als Einstieg ins Langzeitfasten   S. 210

6. Ihre Rückmeldung ist uns wichtig!   S. 216

Das Wichtigste auf einen Blick

1. Was ist Intervallfasten?

IF steht für **I**ntervall**f**asten bzw. **i**ntermittierendes **F**asten. Im Gegensatz zu herkömmlichen Fastenkuren dauern die Fastenphasen bei IF nur wenige Stunden und werden durch regelmäßige Essensphasen unterbrochen. Daher spricht man auch von Kurzzeitfasten.

Bei IF geht es um den regelmäßigen Wechsel zwischen Fastenphasen und Essensphasen.

Während der Fastenphase verzichtet man auf die Zufuhr von Kalorien, während der Essensphase kann man wie gewohnt weiter essen. Das erfordert keine besonderen Maßnahmen, spart Zeit und bringt den Verdauungsorganen eine Pause. Dadurch wird sehr viel Energie freigesetzt, die unser Körper dann nutzen kann für die Reinigung und Erneuerung seiner Zellen, Gewebe und Organe.

Beim Intervallfasten gibt es verschiedene Formen und Variationen, die sich in erster Linie durch die Dauer und den Rhythmus der Fastenphasen und Essensfenster unterscheiden.

Bei **IF 16/8**, der klassischen Variante des intermittierenden Fastens, wird tagsüber 8 Stunden gegessen und dann 16 Stunden gefastet. Der Großteil der Fastenphase findet dabei im Schlaf statt. Das ist für die meisten Menschen gut zu schaffen und gut in den Alltag zu integrieren.

Daher orientieren wir uns in unserem Programm an dieser Variante des Intervallfastens.

2. Wie wirkt Intervallfasten?

Die Heilwirkung von längeren Fastenkuren ist gut erforscht. Fasten hat bei vielen Erkrankungen eine positive Wirkung und bringt Körper, Geist und Seele in Balance. Doch nicht für jeden sind längere Fastenkuren geeignet.

Erfreulicherweise wirken die kurzen, dafür regelmäßigen Fastenphasen beim Intervallfasten ähnlich positiv auf Gesundheit, Vitalität und Wohlbefinden und sind dazu auch noch für die meisten Menschen leichter umsetzbar als längere Fastenkuren.

Durch die täglichen Essenspausen hat der Körper Zeit aufzuräumen. In unseren Zellen sammeln sich ständig überflüssige Stoffwechselendprodukte an, sogenannter Zellabfall. Der Körper hat dazu ein eigenes Recyclingprogramm, die Autophagie. Der Zellmüll wird wieder verwertet oder ausgeschieden. Das funktioniert besonders gut während der Essenspause.

Regelmäßige Fastenphasen bewirken, dass Blutfett- und Blutzuckerwerte sinken, Blutdruck und Insulinsensitivität sich verbessern. Die Verdauungsorgane werden entlastet, die Darmflora kann sich regenerieren und das Immunsystem wird gestärkt. Die meisten Menschen nehmen dabei auch noch ab.

Das macht Intervallfasten so gesund und attraktiv!

3. Die gesundheitlichen Vorteile von Intervallfasten:

- IF fördert die Gewichtsabnahme und steigert die Fettverbrennung.
- IF normalisiert Blutdruck, Blutzucker- und Blutfettwerte.
- IF verbessert die Insulinsensitivität und beugt damit Insulinresistenz und Diabetes vor.
- IF fördert die Darmgesundheit und steigert die Nährstoffaufnahme.
- IF wirkt positiv auf das Immunsystem.
- IF sorgt für eine bessere Stimmung und mehr Vitalität.
- IF mindert Heißhunger auf Süßes.
- IF reduziert oxidativen Stress und frühzeitiges Altern.
- IF wirkt lebensverlängernd und verjüngend.
- IF steigert die Gesundheit und Leistungsfähigkeit des Gehirns.
- IF verbessert die Leistungsfähigkeit der Mitochondrien (= Energiekraftwerke in unseren Zellen) und führt dadurch zu mehr Lebensenergie.
- IF reduziert chronisch-systemische Entzündungsgeschehen.
- IF kann helfen, Zivilisationserkrankungen wie Herzkreislauferkrankungen, Stoffwechselstörungen, Demenzerkrankungen und Krebs vorzubeugen.

4. Die praktischen Vorteile von Intervallfasten:

- IF ist für nahezu jeden Menschen geeignet.
- IF ist unkompliziert und leicht verständlich.
- IF lässt sich vielseitig und flexibel gestalten und ideal an die individuellen Bedürfnisse anpassen.
- IF ist keine Diät! Hier gibt es keinen dauerhaften Verzicht, kein Kalorienzählen und keine Verbote!
- IF ist sofort umsetzbar und braucht keine aufwändige Vor- oder Nachbereitung wie längere Fastenkuren.
- IF spart Zeit, Geld und Energie!
- IF ist mit jeder Ernährungsweise kompatibel.
- IF ist gesund.

Kapitel 1: Willkommen

1. Vorwort
oder: Warum dieses Programm?

Intervallfasten ist gesund und hilft beim Abnehmen.[1] Das hat sich inzwischen herum gesprochen. Tägliche Essenspausen sind mindestens genauso wichtig, wie die richtige Auswahl von Lebensmitteln. Die Phasen ohne Nahrung schenken unserem Körper eine Auszeit vom Verdauen. Endlich kann er sich um die Erneuerung und Reparatur von Zellen, Geweben und Organen kümmern. Das hat eine ausgleichende Wirkung auf den Hormonhaushalt und den Stoffwechsel. Die Insulinsensitivität steigt, die Blutwerte verbessern sich, überflüssiges Fettgewebe wird abgebaut und das Risiko für verschiedene Krankheiten reduziert.

Doch was nutzen all die mittlerweile wissenschaftlich gut belegten Fakten, wenn die Umsetzung nicht gelingen will? Was, wenn der Hunger bereits nach kurzer Zeit zu groß wird, die Konzentration nachlässt und die Stimmung in den Keller sinkt?

Und wie lässt sich der Einstieg ins intermittierende Fasten am besten gestalten? Sollte man lieber das Frühstück oder das Abendessen weglassen? Was unterbricht und stört das Fasten? Auf was sollte man während der Essenspause achten? Und was ist eigentlich Autophagie?

Gerade beim Einstieg ins Intervallfasten tauchen viele Fragen auf. Fragen, auf die Sie hier eine Antwort finden.

„Intervallfasten ist das Normalste von der Welt!"
Das zumindest behauptet Frank Madeo, Professor für Molekularbiologie, in der Doku „Gesund durch Fasten"[2]: „Die Leute denken, das sei so eine Art merkwürdiger Diät, wenn man mal 20 Stunden nichts isst oder so. In Wirklichkeit ist es das Normalste von der Welt!" :) Der renommierte Altersforscher isst selbst seit über 10 Jahren nur noch einmal am Tag, so überzeugt ist er vom Intervallfasten.

---

1 ausführliche Darstellung der Vorteile von intermittierendem Fasten ab Seite 30
2 www.youtube.com/watch?v=b2vTgpSMYH4

Unser System braucht regelmäßige Auszeiten vom Essen!
Unser Körper ist nicht dafür geschaffen, von morgens bis abends zu essen und dadurch den ganzen Tag Verdauungsarbeit leisten zu müssen.

„Der Körper braucht neben der Zufuhr von Energie immer wieder auch Hungerphasen, dafür ist er ausgelegt. Der Magen darf ruhig mal knurren", sagt Professor Andreas Pfeiffer, Leiter der Medizinischen Klinik für Endokrinologie und Stoffwechselmedizin an der Charité Berlin. Denn: „Sind die Zellen energieüberladen, arbeiten sie deutlich schlechter. Muss der Körper an seine Speicher, bringt ihm das sogar Energie. Das heißt: Wer auch mal hungert, unterstützt seine metabolische Flexibilität", erklärt der Experte in einem Interview.[3]

Unser Körper ist also auf Hungerzeiten eingestellt. Mehr noch: „Er verlangt sogar nach Ruhezeiten", so Andreas Michalsen, Chefarzt der Naturheilkunde am Immanuel Krankenhaus in Berlin, in einem Interview auf stern.de. „Denn Nahrung, wenn wir sie andauernd zu uns nehmen, bedeutet auch Stress. Der Körper muss dabei andauernd seine Verarbeitungssysteme anschmeißen. Daher profitiert er von Pausen."[4]

„Ein System, das mit Speichern arbeitet wie der Stoffwechsel des Menschen, darf nicht nur gefüllt, es muss auch in Intervallen entleert werden.", Dr. Lothar Wendt, Arzt und Begründer der Eiweißspeicherkrankheiten in seinem gleichnamigen Buch.

Essenspausen kommen zu kurz!
In unserer heutigen Überflussgesellschaft ist Nahrung rund um die Uhr und nahezu überall verfügbar. Noch nie zuvor hat der Mensch so häufig gegessen wie in der heutigen Zeit. Wir essen überall und ständig. Ein Luxus von dem unsere Vorfahren nur träumen konnten. Damit uns diese Errungenschaft nicht zum Verhängnis wird, müssen wir selbst für regelmäßige Auszeiten vom Essen sorgen. Denn unser gesamtes System ist auf den zyklischen Wechsel zwischen Hunger und Sättigung ausgelegt.

---

3 www.t-online.de/leben/id_78604512/fuenf-stunden-pause-zwischen-den-mahlzeiten-einhalten.html

4 www.stern.de/gesundheit/intervallfasten--wie-gesund-ist-der-trend--6748894.html

Doch was nutzen all die mittlerweile wissenschaftlich gut belegten Fakten, wenn die Umsetzung nicht gelingen will?

Der Gedanke daran, auch nur *eine* Mahlzeit ausfallen zu lassen, versetzt viele Menschen in Angst und Schrecken. Sie verbinden damit Verzicht und fürchten sich vor dem dabei auftretenden Hungergefühl. Hunger ist für die meisten Menschen immer noch negativ besetzt und wirkt bedrohlich.

Aufgrund der heute üblichen Ernährungsgewohnheiten von früh bis spät zu essen, hat unser Körper die natürliche Reaktion auf Hunger verlernt. Normalerweise bezieht er seine Energie während einer Fastenphase aus seinen Reserven. Das funktioniert dann nicht mehr und kann den Einstieg ins intermittierende Fasten erschweren. Schon nach kurzer Zeit wird der Hunger dann unerträglich, das Konzentrationsvermögen lässt nach und die Stimmung fällt in den Keller – das hält niemand lange durch!

Dabei sind zyklische Auszeiten vom Essen natürlich!

Ohne die Fähigkeit, längere Zeiten ohne oder mit nur sehr wenig Nahrung auszukommen, hätten unsere Vorfahren wohl kaum überleben können. Auch heute noch ist diese Fähigkeit tief in unseren Genen verankert. Bevor Hunger uns auszehrt und lahmlegt, wirkt er aktivierend und belebend auf Körper, Geist und Seele. Die benötigte Energie wird dann aus den körpereigenen Energiespeichern gedeckt. Zuerst bedient sich der Körper aus den Glykogenspeichern der Leber und später aus dem eingelagerten Fettgewebe. Gleichzeitig werden Botenstoffe gebildet, die unsere Stimmung anheben und unsere körperliche und geistige Leistungsfähigkeit steigern. Die verstärkte Bildung von bestimmten Enzymen sorgt zusätzlich dafür, dass sich unsere Zellen reinigen und regenerieren können.

Auszeiten vom Essen stimulieren biochemische Kettenreaktionen, die sich sehr positiv auf Gesundheit, Körpergewicht, Wohlbefinden, Leistungsfähigkeit und Langlebigkeit auswirken!

Wenn wir diese Fähigkeit, ohne Nahrung auszukommen bzw. zu fasten, allerdings nicht nutzen, verkümmert sie. Ganz nach dem Motto: „Use it or loose it!" Unser Körper verlernt dann, die Energie auch aus seinen internen Speichern freizusetzen und wird geradezu abhängig von der regelmäßigen Nahrungsaufnahme.

Fehlen dann auch noch wichtige Vitalstoffe und unsere Zellen befinden sich trotz gefülltem Magen in einem Mangelzustand, können tägliche Essenspausen tatsächlich zur Qual werden, weil sich Hunger dann sehr unangenehm anfühlt. Eine durch ständig zunehmende Umweltbelastung und falsche Konsumgewohnheiten überlastete Leber erschwert den Umstieg auf die Energiegewinnung aus den internen Speichern und führt dazu, dass während der Fastenphasen nicht genügend Energie bereit gestellt werden kann. Betroffene fühlen sich dann schnell müde und schlapp. Wenn dann auch noch Nahrungsmittelsüchte und emotionale Verstrickungen bezüglich unserer Ernährungsgewohnheiten hinzukommen, kann bereits das Auslassen einer einzelnen Mahlzeit große Schwierigkeiten bereiten.

Das muss nicht sein!
Dieser Ratgeber ermöglicht Ihnen einen gelungenen Einstieg ins Intervallfasten! Wir zeigen Ihnen, wie Ihr Körper wieder unabhängiger von der ständigen Nahrungsaufnahme wird und wieder lernt, seine Energie während der Essenspausen aus seinen Reserven zu gewinnen. Ihr Stoffwechsel wird dadurch schneller und vor allem auch flexibel bei der Energiegewinnung. Erst dann kann intermittierendes Fasten Freude bereiten.

„Eine der überraschendsten Dinge für mich ist, dass Sie mit nichts anderem Ihren Körper und Stoffwechsel so sehr umprogrammieren und verändern können, wie mit Fasten.", so der Molekular-Pharmakologe Stephan Herzig vom Helmholtz-Institut in München, in einem Interview für die Doku „Gesund durch Fasten".[5]

---

5 www.youtube.com/watch?v=b2vTgpSMYH4

Während der Fastenphasen verbrennt der Körper eingelagerte Fettsäuren, die entweder direkt als Energiequelle dienen oder in sogenannte Ketonkörper umgewandelt und dann als Brennstoff verwendet werden. Dadurch werden Sie sich auch in den Essenspausen ausgesprochen fit und energiegeladen fühlen und gleichzeitig überflüssiges Fettgewebe loswerden. So einfach kann das sein!

Die Essenspause verlängern ist wirkungsvoll!
Und auch, wenn es unglaublich klingt: Wenn wir die nächtliche Essenspause auch nur um ein paar Stunden verlängern, macht das einen gravierenden Unterschied für unser gesamtes System! Der Stoffwechsel wird aktiviert, der Darm regeneriert sich, die Insulinsensitivität steigt, die Nährstoffaufnahme verbessert sich und die reinigende und verjüngende Wirkung der Autophagie wirkt auf jede einzelne unserer Zellen.

Das bestätigt auch Professor Andreas Michalsen von der Berliner Charité, einer DER Fastenexperten in Deutschland, in einem Bericht auf stern.de: „Studien zeigen, dass auch wenige Fastentage und Essenspausen von 16 Stunden bereits einen positiven Effekt haben. Blutdruck, Blutzucker, Cholesterin- und Entzündungswerte verbessern sich, das Gewicht geht runter und die Stimmung hellt sich auf.", so der Experte.[6]

Da zyklische Auszeiten vom Essen unserem menschlichen biologischen Design entsprechen, werden Sie sich schnell daran gewöhnen. Ihr Körper wird dabei förmlich aufblühen! Die Vorteile vom Intervallfasten sind schnell spürbar. Sie werden unabhängiger vom Essen, sparen Zeit und Geld, fühlen sich energiegeladener und kommen dabei auch noch Ihrer Wunschfigur einen Schritt näher – und das trotz täglicher kulinarischer Genüsse! Ganz nebenbei regulieren sich gesundheitlich relevante Parameter wie Blutfett-, Blutzucker- und Insulinwerte. Der Darm kann sich reinigen und regenerieren, die Nährstoffaufnahme verbessert sich, das Immunsystem wird leistungsfähiger und im Rahmen der Auto-

---

6   www.stern.de/gesundheit/intervallfasten--wie-gesund-ist-der-trend--6748894.html

phagie, dem körpereigenen Müllentsorgungs- und Recyclingprogramm, bleiben Ihre Zellen länger gesund und funktionsfähig.

Dass unser Körper so reagiert, ist darauf zurückzuführen, dass sich unsere Vorfahren im Wechsel von Überfluss und Hunger entwickeln mussten. Dafür ist unser Körper ausgelegt. Und auch, wenn zu langes Hungern der Gesundheit schadet, machen uns kürzere Fastenphasen robuster. Unser Körper ist darauf ausgelegt, auf Belastung und Schock zu reagieren. Das macht ihn gesünder und widerstandsfähiger. Die wissenschaftliche Bezeichnung dafür, dass das, was uns nicht schadet, uns stärker macht, nennt man Hormesis. Deshalb ist Intervallfasten so gesund.

Wer fastet, darf auch schlemmen! Denn nicht nur das WAS, sondern auch das WANN ist entscheidend
Machen Kohlenhydrate dick oder sind Fette die Übeltäter? Wie viel Eiweiß ist gesund? Lieber vegan, vegetarisch oder flexitarisch? Regional oder exotische Superfoods?

In Bezug auf Ernährung herrscht viel Verwirrung. Je mehr wir uns mit Ernährungsthemen beschäftigen, desto schwerer wird es, sich im Dschungel der Ernährungsempfehlungen zurechtzufinden. Intermittierendes Fasten kann hier für Erleichterung und Entspannung sorgen. Durch tägliche Essenspausen relativiert sich die Frage, wie eine gesunde Ernährung auszusehen hat.

Nach einer mehrstündigen Auszeit vom Essen ist der Verdauungstrakt gereinigt und bereit, die nächste Mahlzeit effizient zu verdauen. Nur dann ist die Darmschleimhaut in der Lage, die Nährstoffe optimal aufzunehmen. Blähungen und Nahrungsmittelunverträglichkeiten verschwinden dann häufig ganz von selbst. Die Frage nach dem „WAS wir essen" verliert dann immer mehr an Bedeutung. Unser Körper wird robuster und effizienter darin, Nahrung zu verdauen, Nährstoffe aufzunehmen und Giftstoffe auszuscheiden. Gelegentliche „Ernährungssünden" fallen dann nicht mehr so stark ins Gewicht.

So kann intermittierendes Fasten zu einem entspannteren Umgang mit Ernährungsthemen führen. Wir brauchen dann bei der Zusammenstellung unserer Mahlzeiten nicht mehr alles zu 100 % „richtig" zu machen – was für eine Erleichterung!

Das verdeutlicht zum Beispiel auch folgende Studie[7]:
Forscher aus den USA haben die Leistungsfähigkeit von unterschiedlich ernährten Mäusen gemessen. Dazu verglichen sie die Anzahl an Minuten, die die Tiere im Laufe eines Tages aktiv im Laufrad verbrachten. Dabei kamen sie zu folgendem Ergebnis:

Normal ernährte Mäuse, die rund um die Uhr Zugang zu ihrem Futter hatten, absolvierten täglich im Schnitt 77 Minuten auf dem Laufrad. Bei einer hochfetten Fastfood-Ernährung schafften die Tiere 50 Minuten. Erhielten die Tiere die gleiche hochkalorische und minderwertige Nahrung, hatten aber nur zehn Stunden am Tag Zugang zum Futter (= intermittierendes Fasten), steigerte sich die Leistung der Tiere auf 140 Minuten am Tag! Damit waren die IF-Mäuse doppelt so leistungsfähig wie die normal ernährten Mäuse mit 24-stündigem Zugang zum Futter.

Da die Forscher davon ausgingen, dass Menschen zwar während der Woche bereit sind, intermittierend zu fasten, aber am Wochenende gerne eine Ausnahme machen wollen, testeten sie eine vierte Mäusegruppe. Diese erhielt dieselbe hochkalorische minderwertige Ernährung, jedoch nur an fünf Tagen pro Woche für zehn Stunden täglich. Am „Wochenende" war der Zugang zum Futter unbeschränkt. Diese Gruppe erreichte immerhin noch 120 Minuten Laufleistung pro Tag.

Laufleistung der Mäuse:
→ normal ernährte Mäuse ohne IF: 77 min
→ hochfette Fastfood-Ernährung ohne IF: 50 min
→ hochfette Fastfood-Ernährung mit IF: 140 min
→ hochfette Fastfood-Ernährung mit 5-mal die Woche IF: 120 min

Im Klartext heißt das: Essenspausen haben eine unglaubliche Auswirkung auf die Leistungsfähigkeit der Mäuse. Ungesund ernährte Mäuse,

---

7 Die Studie hat Dr. med. Daniela Liebscher im Rahmen des Symposiums Heilen vom 24. bis 26. November 2017. in ihrem Vortrag „Mit Intervallfasten gesund bleiben und gesund werden" vorgestellt. Anzusehen auf YouTube unter www.youtube.com/watch?v=am60xFDALvA (zur Studie ab Minute 8:55)

die periodisch fasten, sind fitter als gesund ernährte Mäuse, die nicht fasten! Selbst, wenn die Tiere zwei Tage pro Woche durchgehend essen konnten und sonst regelmäßig intermittierend fasteten, schnitten sie immer noch besser ab als ihre Artgenossen mit gesunder Ernährung ohne Intervallfasten.

Essenspausen sind entscheidend!
Diese Studie zeigt, wie wichtig Essenspausen sind. Sie sind vielleicht sogar noch wichtiger als Quantität und Qualität unserer Nahrung. Trotzdem wird das WANN wir essen leider immer noch unterschätzt. Vieles deutet darauf hin, dass intermittierendes Fasten gelegentliche Ernährungssünden sogar ausbügeln kann.

Das soll kein Freibrief für eine generell ungesunde Ernährung sein, sondern ein wenig Entspannung in die Frage nach der richtigen Ernährung bringen. Wenn wir regelmäßig intermittierend fasten, verlieren das WAS und WIE VIEL wir essen immer mehr an Bedeutung. Was für eine Erleichterung!

Werden Sie zu Ihrem eigenen Intervallfasten-Experten!
Mit Hilfe unseres Programms werden 16-stündige Essenspausen zum Kinderspiel – und das in nur vier Wochen! Doch das ist längst nicht alles. Viel wichtiger ist die verbesserte Wahrnehmung für Ihren Körper, die Sie durch unser Programm gewinnen werden.

Unser Ziel ist, dass Sie die Signale Ihres Körpers wieder deutlich fühlen und richtig interpretieren können. Dadurch wissen Sie dann wieder von selbst, wann die richtige Zeit zum Fasten und wann der richtige Zeitpunkt zum Essen gekommen ist. Der regelmäßige Wechsel zwischen Essen und Fasten ist tief in unseren Genen verankert und ganz natürlich. Wir sind lediglich aus diesem Rhythmus geraten und haben verlernt, die Signale unseres Körpers wahrzunehmen und sie zu verstehen. Und auch, wenn Sie es sich heute noch nicht vorstellen können, schon in Kürze werden Sie die tägliche Fastenphase des Tages genauso genießen, wie die Zeit der Nahrungsaufnahme. Denn Hunger wirkt, wenn die Voraussetzungen stimmen, durchaus angenehm und belebend.

Wir laden Sie dazu ein, diesen Zugang zu reaktivieren! Dadurch finden Sie ganz nebenbei zu dem für Sie idealen Wechsel von Essenspausen und Essensaufnahme. Und zwar nicht, weil Sie sich an die Regeln irgendeines neuen Ernährungstrends halten, sondern weil Sie den Impulsen Ihres Körpers, Ihrer Körperweisheit folgen. Das ist das eigentliche Ziel unseres Programms. Ob Sie am Tag 12, 14, 16 oder 18 Stunden fasten und ob Sie das täglich oder mehrmals pro Woche tun – durch unser Programm werden Sie zu Ihrem eigenen Intervallfasten-Experten. Versprochen!

Wir wünschen Ihnen viel Freude beim Ausprobieren!
Marion und Jens von IF 16/8 – der Plattform rund ums Intervallfasten

2. Vorteile von Intervallfasten aus wissenschaftlicher Sicht

Immer mehr Studien zeigen, dass kurze Fastenperioden regelmäßig angewendet positive Wirkungen auf Gesundheit, Vitalität und Wohlbefinden haben.

(1) Intermittierendes Fasten für die Zellgesundheit
Unser Körper besteht aus unzähligen Zellen, die je nach Zelltyp unterschiedliche Funktionen und Aufgaben übernehmen. Sie entwickeln sich aus den noch unspezifischen Stammzellen, die die Fähigkeit haben, sich nach Bedarf zu jedem Zelltyp mit seinen spezifischen Anforderungen zu entwickeln. Wie gut diese Differenzierung gelingt, hängt auch von der Menge des Enzyms Proteinkinase A ab. Je geringer der Gehalt an Proteinkinase A in unserem Körper ist, desto besser können sich Stammzellen spezifizieren.

Der weltweit bekannte Fasten- und Junglebigkeitsforscher Valter Longo hat herausgefunden, dass mehrstündige Essenspausen den Gehalt an Proteinkinase A deutlich senken, wodurch die Erneuerung unserer Zellen effizienter abläuft. Dadurch sorgt intermittierendes Fasten für eine bessere Zellgesundheit und erhöht die Chance auf ein längeres und gesünderes Leben.[8]

Gleichzeitig regt Fasten die Autophagie an. Das ist ein körpereigenes Reinigungs- und Recyclingprogramm, bei dem verstärkt Sirtuine ausgeschüttet werden. Sirtuine sind zellschützende Proteine, die Schäden an der DNA ausbessern. Sie sind sozusagen das Pendant zu den freien Radikalen, die unsere Zellen angreifen und schädigen.[9]

Dank der Forschungsarbeiten der Genetiker und Biologen Lenny Guarente und David A. Sinclair wissen wir, dass die Enzym-Familie

---

[8] www.ncbi.nlm.nih.gov/pubmed/24440038

[9] www.ncbi.nlm.nih.gov/pmc/articles/PMC3106288/

der Sirtuine die Reparaturfähigkeiten unserer Zellen unterstützen und gleichzeitig ihre Abwehrkräfte gegen schädliche Einflüsse erhalten.[10]

Sirtuine schützen also unser Erbgut und verlängern die Lebensdauer unserer Zellen und erhöhen damit auch unsere Lebenszeit! Sie werden erst dann vermehrt produziert, wenn das Verdauungsenzym NAD (= Koenzym Nicotinamidadeninidinukleotid) nichts mehr zu tun hat, der Magen also leer ist. Dazu reichen bereits 12 bis 14 Stunden ohne Nahrung aus. Ein weiterer Grund, wieso sich mehrstündige Essenspausen positiv auf die Zellgesundheit und unsere Lebenserwartung allgemein auswirken.[11]

Hinzu kommt, dass beim Fasten verstärkt Ketonkörper gebildet werden, die ebenfalls dafür sorgen, dass wir langsamer altern. Beim Fasten gewinnt der Körper seine Energie vor allem aus Ketonen, die die Leber aus freigesetzten Fettsäuren herstellt. Im Vergleich zur herkömmlichen Energiegewinnung aus Glukose ist hierzu deutlich weniger Sauerstoff nötig. Dadurch entstehen weniger freie Radikale, die für ihre zerstörerische und aggressive Wirkung auf Zellen und Gewebe bekannt sind.

(2) Intermittierendes Fasten wirkt lebensverlängernd und verjüngend

HGH (= Human Growth Hormon) wird von unserer Zirbeldrüse im Gehirn gebildet und erfüllt viele positive Aufgaben in unserem Körper. Als aufbauendes (= anaboles) Hormon regt es den Muskelaufbau an, ist sehr wichtig für die Fettverbrennung, fördert auch die Leistungsfähigkeit des Gehirns und stärkt die Knochen. Darüber hinaus wirkt es lebensverlängernd und verjüngend auf unseren gesamten Organismus und wird daher auch als Anti-Aging-Hormon bezeichnet.

Leider lässt die natürliche Produktion von HGH bereits ab dem 3. Lebensjahrzehnt merklich nach. Die gute Nachricht: Bereits ein 24-stündiges Fasten erhöht die Ausschüttung von HGH um 1300 % (!) bei Frauen und um 2000 % (!) bei Männern. Der Körper kann nur dann

---

10 www.science.sciencemag.org/content/303/5662/1276.full?ijkey=boCCM4akb2Rj6&keytype=ref&siteid=sci

11 www.ncbi.nlm.nih.gov/pubmed/19079239

HGH bilden, wenn der Insulinspiegel niedrig ist. Und das gelingt am effektivsten durch Essenspausen. Intermittierendes Fasten, vor allem in der Kombination mit Sport, ist höchst effektiv, um die Produktion des wertvollen Wachstumshormons auf natürliche Weise zu steigern.[12]

Regelmäßige Phasen ohne Nahrung haben also tatsächlich unglaubliche Effekte auf die Verjüngung unseres Körpers. Wissenschaftler des Duke Medical Centers beobachteten 2010, dass sich die Lebensspanne von Labortieren um 30 % (!) verlängerte, indem ihnen regelmäßig zwei bis drei Tage die Nahrung entzogen wurde. Auf den Menschen übertragen wären das bei einem angesetzten Durchschnittsalter von 100 Jahren spektakuläre 30 Jahre!!!

Allerdings gingen die Wissenschaftler davon aus, dass die Mehrheit der Menschen wohl nicht bereit wäre, dieses Opfer von regelmäßigen mehrtägigen Fastenphasen zu erbringen. Also testeten sie, was passierte, wenn die Tiere regelmäßig nur für wenige Stunden am Tag nichts zu essen bekamen, also intermittierend fasteten. Und siehe da, auch dadurch ließen sich ähnlich positive Resultate auf die Lebenserwartung erzielen.[13]

(3) Intermittierendes Fasten und das Körpergewicht
Es gibt verschiedene Möglichkeiten, das Körpergewicht zu reduzieren. Auch hier scheint intermittierendes Fasten unschlagbar zu sein: Durch Phasen ohne Nahrung sinkt der Insulinspiegel, wodurch die körpereigene Fettverbrennung aktiviert wird. Gleichzeitig sorgt das Wachstumshormon HGH in Kombination mit verschiedenen Stresshormonen, die bei mehrstündigen Essenspausen verstärkt ausgeschüttet werden, dafür, dass die vorhandene Muskulatur geschützt und der Stoffwechsel angekurbelt wird. Im Vergleich zu herkömmlichen Diäten baut der Körper beim Intervallfasten vor allem Fettgewebe ab, während die wertvolle Muskulatur erhalten bleibt – und zwar ganz ohne Jojo-Effekt![14]

---

12 www.digitaljournal.com/article/305325

13 www.ncbi.nlm.nih.gov/pmc/articles/PMC3680567/;
www.ncbi.nlm.nih.gov/pubmed/25546413

Darüber hinaus stabilisieren die regelmäßigen Fastenphasen den Stoffwechsel und den Blutzuckerspiegel, während das Hungergefühl und ungesunde Heißhungerattacken ausbleiben. Vor allem Heißhunger und Gelüste auf Zucker und Weißmehlprodukte verschwinden mit der Zeit. Um durch Intervallfasten erfolgreich Gewicht zu verlieren, müssen Sie lediglich die Essenspausen einhalten. Während der Phase der Nahrungsaufnahme ist alles erlaubt, der Verzicht auf bestimmte Speisen oder das Zählen von Kalorien sind hier nicht nötig. Damit ist intermittierendes Fasten deutlich leichter umsetzbar als herkömmliche Diäten.[15]

(4) Intermittierendes Fasten reguliert den Blutzuckerspiegel
Die heute typische Ernährung enthält viel Zucker und Stärke. Süßigkeiten, Pasta, Brot oder Kuchen treiben den Blutzuckerspiegel in die Höhe. Dauerhaft zu hohe Blutzuckerwerte stellen eine Belastung für unseren Organismus dar. Sie schädigen die Blutgefäße, führen zu chronischen Entzündungen, begünstigen die Entstehung von Herzkreislauferkrankungen und sorgen für eine vorzeitige Hautalterung.

Dank der regelmäßigen Essenspausen können sich die Blutzuckerwerte beim intermittierenden Fasten normalisieren und stabilisieren – allein das bringt wesentliche Vorteile für unsere Gesundheit mit sich, und zwar ohne, ganz auf Lieblingsgerichte verzichten zu müssen.[16]

---

14 www.ncbi.nlm.nih.gov/pubmed/12724520
    www.researchgate.net/publication/21608063_Augmented_growth_hormone_GH_secretory_burst_frequency_and_amplitude_mediate_enhanced_GH_secretion_during_a_two-day_fast_in_normal_men
    www.ncbi.nlm.nih.gov/m/pubmed/12088211/

15 Harvie M, Howell T: Die 2-Tage-Diät – 2 Tage reduzieren, 5 Tage normal essen. München, Goldmann, 2014.
    Mosley M, Spencer M: The fast diet. The simple secret of intermittent fasting: lose weight, stay healthy, live longer. London, Short Books, 2013

16 www.cambridge.org/core/journals/proceedings-of-the-nutrition-society/article/div-classtitleeffects-of-intermittent-fasting-on-glucose-and-lipid-metabolismdiv/8803CC1517F53CEF2BF8BFDC06A816D6
    www.sciencedirect.com/science/article/pii/S0104423013000213

(5) Intermittierendes Fasten harmonisiert den Insulinspiegel → Stichwort Diabetes

Insulin ist ein Aufbau- und Speicher-Hormon, das wichtige Aufgaben in unserem Körper übernimmt. Es sorgt zum Beispiel dafür, dass die Nährstoffe aus unserer Nahrung in die Zellen gelangen. Sobald wir Nahrung zu uns nehmen, steigt der Insulinspiegel. Durch die heute übliche Ernährungsweise mit drei Hauptmahlzeiten und einigen Zwischensnacks sind unsere Blutinsulinwerte im Prinzip durchgehend und dauerhaft erhöht. Jede Form von Kalorien führt zu einer Insulinausschüttung und lässt den Insulinspiegel ansteigen.

Ein durchgehend erhöhter Insulinspiegel, die sogenannte Hyperinsulinämie, belastet unser gesamtes System. Die Zellen reagieren immer weniger gut auf das Hormon (Stichwort: Insulinresistenz), wodurch der Stoffwechsel entgleist. Wenn die Bauchspeicheldrüse irgendwann völlig erschöpft ist, droht die Zuckerkrankheit Diabetes mellitus Typ 2. Eine Erkrankung mit weitreichenden Langzeitfolgen, die das Leben Betroffener stark beeinträchtigt und mit hoher Wahrscheinlichkeit verkürzt.

Intermittierendes Fasten erhöht nachweislich die Insulinsensitivität der Zellen und beugt damit Diabetes und anderen Stoffwechselerkrankungen vor. Gekoppelt mit einer entsprechenden Ernährung und Bewegungsmaßnahmen kann intermittierendes Fasten sogar zur Heilung von bereits bestehenden Diabetes-Erkrankungen beitragen.[17]

Das gilt, wie der Biologe Valter Longo in einer Studie aus 2017 an Mäusen zeigen konnte, sogar für die Behandlung von Typ1-Diabetes.[18]

(6) Intermittierendes Fasten senkt zu hohen Blutdruck

Zusammen mit zu hohen Blutzucker- und Insulinwerten zählt erhöhter Blutdruck zu den wichtigsten Risikofaktoren für kardiovaskuläre Erkrankungen und Infarkte. In Versuchen an Tier und Mensch konnte

---

17 www.ncbi.nlm.nih.gov/pmc/articles/PMC5394735/
www.ncbi.nlm.nih.gov/pubmed/10524500
www.ncbi.nlm.nih.gov/pubmed/24838678

18 www.ncbi.nlm.nih.gov/pubmed/28235195

wiederholt bestätigt werden, dass intermittierendes Fasten zur Verbesserung all dieser Werte führt.[19]

(7) Intermittierendes Fasten und die Blutfettwerte
Erhöhte Blutfettwerte stehen, wie auch erhöhte Blutzucker- und Insulinwerte, in direkter Verbindung mit Stoffwechselstörungen. Dazu gehören z. B. Fettleber, Übergewicht und Diabetes. Beobachtungen zeigen, dass intermittierendes Fasten den Gehalt an potentiell gefäßschädigenden Triglyzeriden und LDL-Cholesterin reduziert, während gleichzeitig die Menge an gefäßprotektivem, also gesundem HDL-Cholesterin ansteigt.[20]

(8) Intermittierendes Fasten für die Herzgesundheit
Intervallfasten hat gleich mehrere positive Auswirkungen auf die Herzgesundheit. Wie bereits angesprochen, ist Kurzzeitfasten ideal, um Übergewicht zu reduzieren, was das Herz enorm entlastet. Darüber hinaus profitiert die Herzgesundheit von der regulierenden Wirkung des intermittierenden Fastens auf Blutparameter wie Insulin-, Glukose- und Fettsäuregehalt.[21]

(9) Intermittierendes Fasten für die Leber
Immer mehr Menschen leiden heutzutage unter einer Fettleber. Längst sind nicht mehr nur Alkoholiker betroffen. Auch das heute üblicherweise ständige Überessen führt zur Verfettung der Leber.

Da die Leber eine zentrale Rolle im Stoffwechselgeschehen einnimmt, hat dies negative Auswirkungen auf unseren gesamten Organismus. Der Kohlenhydratstoffwechsel verschlechtert sich, eine Gewichtszunahme wird begünstigt, die Entgiftungsfunktionen des Körpers leiden und die Energieversorgung gerät ins Stocken.

Durch die regelmäßigen Essenspausen kann sich die Leber vom ständigen Überessen erholen. Dadurch können wir einer Leberverfet-

---

19 www.ncbi.nlm.nih.gov/pubmed/12771340

20 www.suppversity.blogspot.de/2014/04/alternate-day-fasting-well-researched.html

21 www.intermountainhealthcare.org/news/2011/04/new-research-finds-routine-periodic-fasting-is-good-for-your-health-and-your-heart/

tung effektiv vorbeugen und eine bereits bestehende Fettleber rückgängig machen.[22]

(10) Intermittierendes Fasten für das Gehirn
Während der Essenspausen steigt der Nervenwachstumsfaktor BDNF (= Brain derived neurotrophic factor), der dafür sorgt, dass unser Gehirn gesund bleibt und gut funktioniert. BDNF verstärkt die synaptische Plastizität, die Neurogenese und die neuronale Beständigkeit gegen Verletzung und Krankheit. Dadurch werden Nervenzellen, die krank oder funktionsunfähig sind, ausgemustert und entsorgt. Neurotrophe Faktoren sorgen also für die Qualität unserer Nervenzellen.[23]

Auch die während der Essensauszeit vermehrt gebildeten Ketonkörper, aus denen unser Gehirn einen Großteil seines Energiebedarfs decken kann, haben eine heilende und regenerative Wirkung auf unsere Gehirnzellen. So kann intermittierendes Fasten die Entstehung neurologischer Erkrankungen wie Konzentrationsstörungen, Demenzerkrankungen oder Morbus Parkinson maßgeblich reduzieren und sich sogar positiv auf deren Krankheitsverlauf auswirken.[24]

(11) Intermittierendes Fasten für den Darm
Beim Fasten gewinnt der Körper seine Energie zunehmend aus Ketonkörpern, die die Leber aus Fettsäuren herstellt. Eine bestimmte Art dieser Ketone, die Beta-Hydroxybuttersäure, wirkt positiv auf die Darmflora. Die für unsere Gesundheit positiven Darmbakterien können sich während der Essenspause regenerieren, während zugleich die im Übermaß schädlichen Darmbakterien in ihrem Wachstum beschränkt werden. Intervallfasten ist damit das wohl effektivste Probiotikum für den Aufbau einer gesunden Darmflora.[25]

Gleichzeitig sorgen die Essenspausen für eine gründliche Reinigung und Regeneration der Darmschleimhaut. Eine Grundvoraussetzung für

---

22 www.sciencedaily.com/releases/2016/05/160509085347.htm
23 www.ncbi.nlm.nih.gov/pmc/articles/PMC3915771/
24 www.ncbi.nlm.nih.gov/pubmed/16899414
25 www.scientificamerican.com/article/the-guts-microbiome-changes-diet/

eine effektive Nährstoffaufnahme, ein starkes Immunsystem und die Produktion körpereigener stimmungsaufhellender Botenstoffe wie z. B. Serotonin.[26]

(12) Intermittierendes Fasten für das Immunsystem
Die Forschergruppe um den Wissenschaftler Cheng konnte zeigen, dass die regelmäßigen Fastenzyklen beim Intervallfasten das Immunsystem schützen und seine Regeneration fördern. Fasten stimuliert die stammzellbasierte Regeneration der Organe, indem es die brachliegenden inaktiven Stammzellen aktiviert und deren Fähigkeit zur Erneuerung des Organismus fördert.

Während des Fastens sinkt zunächst die Anzahl der weißen Blutkörperchen, die jedoch nach Beendigung des Fastens wieder ansteigt. Diese Beobachtungen deuten darauf hin, dass beim Fasten alte und beschädigte Immunzellen abgebaut und durch neue, gesunde Zellen ersetzt werden. Die Forscher gehen sogar davon aus, dass regelmäßiges Fasten zum Aufbau eines vollständig neuen Immunsystems führen kann.[27]

Da mehr als zwei Drittel all unserer Immunzellen im Darm sitzen, der sich während der Essenspausen regenerieren kann, erklärt dies die positiven Effekte des Fastens auf unsere Abwehrkräfte.

(13) Intermittierendes Fasten gegen Entzündungen
Allgemein betrachtet sind Entzündungen nicht schädlich, sondern leiten Heilungsprozesse ein. Sie treten dann auf, wenn irgendwo im Körper etwas zu reparieren ist. Ist die Reparatur abgeschlossen, klingt die Entzündung von alleine wieder ab. Wird dieser Heilungsprozess unterdrückt (z. B. durch die Gabe von Cortison oder anderen Entzündungen unterdrückenden Medikamenten) oder durch ungünstige Lebensgewohnheiten immer wieder verhindert, kann der Reparaturprozess nicht richtig abgeschlossen werden und es entstehen immer wieder neue Entzündungsherde. Chronische und oft unterschwellige Entzündungspro-

---

26 www.ncbi.nlm.nih.gov/pubmed/24612255

27 www.ncbi.nlm.nih.gov/pubmed/24905167
www.ncbi.nlm.nih.gov/pubmed/18772897

zesse zerstören nach und nach unsere Gesundheit und rauben unsere Lebenskraft.

Intermittierendes Fasten fördert die körpereigenen Reparaturmechanismen und sorgt dafür, dass chronisch-systemische Entzündungen auf natürliche Weise abklingen können. Blutuntersuchungen bestätigen, dass regelmäßige Essenspausen den Entzündungsmarker CRP (= Eiweiß C-reaktives Protein) in den Normalbereich zurück bringt.[28]

(14) Intermittierendes Fasten gegen Krebs
Versuche an Mäusen haben gezeigt, dass intermittierendes Fasten das Krebswachstum verlangsamen und die Lebenserwartung bei einigen Krebserkrankungen steigern kann. Auch wird die Wirkung von Chemo- und Strahlentherapie gesteigert, wenn die Patienten an den Behandlungstagen fasten. Die Nebenwirkungen sinken und die Lebensqualität der fastenden Patienten ist bei der Behandlung deutlich höher, als bei nicht fastenden Patienten.

Den Grund dafür, dass sich Fasten positiv bei der Behandlung von vielen Krebserkrankungen auswirkt, vermuten Forscher darin, dass sich Krebszellen anders als gesunde Zellen im Hungermodus nicht in eine Art Winterschlaf zurückziehen. Sie bleiben auch beim Fasten weiterhin aktiv und auf Wachstum eingestellt, was vermutlich dazu führt, dass sie intensiver und selektiver von den zerstörerischen Chemotherapeutika und Strahlen getroffen werden als gesunde Zellen.

Außerdem hungern viele Krebszellen aus, wenn kein Zucker über die Ernährung zugeführt wird. Darüber hinaus bleibt beim Fasten der Insulinspiegel niedrig, wodurch das Krebswachstum ebenfalls gebremst wird.[29]

(15) Intermittierendes Fasten für eine bessere Stimmung
Serotonin und Benzodiazepine sorgen für eine gute und entspannte Stimmung. Wenn der Körper nicht genug des Glücksbotenstoffs Sero-

---

28 www.ncbi.nlm.nih.gov/pubmed/17374948
    www.ncbi.nlm.nih.gov/pubmed/23244540

29 www.jamanetwork.com/journals/jamaoncology/fullarticle/2506710
    www.ncbi.nlm.nih.gov/pmc/articles/PMC4595051/
    www.ncbi.nlm.nih.gov/pmc/articles/PMC4942870/

tonin und zu wenig von den körpereigenen Beruhigungsmitteln, den Benzodiazepinen, herstellen kann, sinkt die Stimmung. Depressive Verstimmungen bis hin zu Depressionen hängen mit einem Mangel dieser beiden Stoffe zusammen.

Der Darm ist die Hauptproduktionsstätte dieser Botenstoffe. Nahezu 90 % des Serotonins und ein Großteil aller Benzodiazepine werden im Jejunum, einem Abschnitt des Dünndarms, produziert. Das funktioniert nur in Nahrungspausen, wenn das Jejunum nicht mit der Verdauung von Nahrung beschäftigt ist.

Während einer herkömmlichen Ernährung mit häufigen Mahlzeiten wird der Dünndarm an der Produktion dieser stimmungsaufhellenden und beruhigenden Botenstoffen gehindert. Mehrstündige Essenspausen im Rahmen von intermittierendem Fasten legen jedoch den Grundstein dafür, dass ausreichend Serotonin und Benzodiazepine gebildet werden können.

Unterstützt wird deren Bildung auch durch die verstärkte Produktion von Ketonkörpern während der Fastenphase. Der Sinn dahinter ist evolutionsbedingt einleuchtend: Würde die Stimmung während Zeiten der Nahrungsknappheit sinken, hätten unsere Vorfahren solche Hungerphasen nur schwer überleben können, da Trägheit und Antriebslosigkeit die Motivation zur Nahrungsbeschaffung deutlich reduzieren würden. Gerade in solchen Zeiten sind physische und psychische Stärke nötig. Deshalb macht Intervallfasten auch noch glücklich und körperlich fit![30]

---

30 www.ncbi.nlm.nih.gov/pubmed/24097021, www.psychcentral.com/lib/could-skipping-breakfast-relieve-depression/

3. Intermittierendes Fasten und die praktischen Vorteile

Intermittierendes Fasten ist nicht nur gesund, sondern auch extrem praktisch, alltagstauglich und anwenderfreundlich!

(1) Intervallfasten ist simpel und leicht erklärt
Im Gegensatz zu längeren Fastenkuren benötigt man beim Kurzzeitfasten keine besondere Vor- oder Nachbereitung. Trotzdem lassen sich damit bei regelmäßiger Anwendung rund 80 % der Vorteile von längeren Fastenkuren erzielen. Beim Kurzzeitfasten gibt es keine komplizierten Regeln. Die Prinzipien sind schnell erklärt und leicht verständlich. Sie können sofort mit der Umsetzung beginnen. Das ist ein entscheidender Unterschied im Vergleich zu herkömmlichen Diäten und Ernährungsformen, bei denen man sich oft erst einlesen und an bestimmte Regeln halten muss.

Beim intermittierenden Fasten hingegen muss man nicht irgendetwas Spezielles zusätzlich tun, sondern einfach, etwas nicht tut. In der freiwillig gewählten Essenspause isst man einfach nicht – das ist alles. Das macht Intervallfasten so unglaublich unkompliziert im Vergleich zu herkömmlichen Ernährungsempfehlungen. Keine dauerhaften Verbote, kein Kalorienzählen, kein Abwiegen, keine aufwändigen Gerichte und keine teuren Zusatzprodukte!

Etwas nicht tun bzw. Dinge einfach „sein lassen" vereinfacht unser Leben, während die meisten Diäten es verkomplizieren.

(2) Intervallfasten ist flexibel und individuell gestaltbar
Beim intermittierenden Fasten ist der regelmäßige Wechsel zwischen Essensphasen und Essenspausen entscheidend. Es geht darum, für eine bestimmte Zeitspanne am Tag nichts zu essen. Wann die Essenspause stattfindet, bleibt jedem selbst überlassen. Durch das Weglassen des Frühstücks oder Abendessens verlängern wir die ohnehin schon stattfindende nächtliche Fastenphase um wenige Stunden. Als Frühstücks-

liebhaber startet man wie gewohnt mit einem leckeren Frühstück in den Tag und verlegt die Essenspause auf den Abend. Wer tagsüber viel beschäftigt ist und erst abends zum Essen kommt, kann hingegen auf das Frühstück verzichten und seine Essensphase etwas weiter nach hinten verschieben. So einfach ist das.

Auch, wie lange die Fastenphase dauert, entscheidet jeder selbst. Das können 14, 16 oder 18 Stunden sein. Selbstverständlich kann man auch an nur drei oder fünf Tagen pro Woche intermittierend fasten, es muss also nicht täglich sein. Das Schöne beim Intervallfasten ist, dass es kein festes Muster gibt und Sie sich die Auszeiten vom Essen so legen können, wie es für Sie am besten passt. Und wenn Sie es mal nicht schaffen, die Essenspause einzuhalten, ist das auch kein Beinbruch. Intervallfasten funktioniert auch trotz Ausnahmen!

(3) Intervallfasten ist mit jeder Ernährungsweise kompatibel
Sie ernähren sich low carb, vegan, vegetarisch oder glutenfrei? Kein Problem. Intermittierendes Fasten ist mit jeder Ernährungsweise vereinbar. Selbst reine Junkfood-Konsumenten profitieren von den täglichen Essenspausen.

(4) Intervallfasten ist gesund
Tägliche Essenspausen haben zahlreiche positive Auswirkungen auf Gesundheit und Wohlbefinden. Das zeigen sowohl die persönlichen Erfahrungen als auch die Untersuchungen von Wissenschaftlern. Durch intermittierendes Fasten verbessern sich die Blutwerte, die Insulinsensitivität der Zellen steigt, Entzündungsparameter und Bluthochdruck sinken. Zudem regeneriert sich die Darmflora, überflüssiges Körpergewicht wird nebenbei abgebaut und das Immunsystem gestärkt.

(5) Intervallfasten ist für (fast) jeden geeignet
Egal, ob Geschäftsmann, Hausfrau, Student oder Spitzensportler – nahezu jeder gesunde Erwachsene profitiert von den täglichen Essenspausen. Bei verschiedenen Erkrankungen kann intermittierendes Fasten sich sogar lindernd oder heilungsfördernd auswirken. Allerdings sollte man bei Vorerkrankungen, insbesondere dann, wenn man Medikamente für den Blutdruck oder den Blutzucker einnimmt, immer einen Arzt

oder Heilpraktiker hinzuziehen. Schwangere, Stillende und Heranwachsende haben einen erhöhten Nährstoffbedarf und sollten Hunger nicht unnötig lange hinauszögern.

(6) Intervallfasten spart Zeit
In den Essenspausen braucht man nichts weiter zu tun, als zu fasten. Mit jeder Mahlzeit, die ausfällt, spart man eine Menge Zeit. Einkauf, Kochen und Abwasch oder der Besuch im Restaurant, in der Kantine oder beim Schnellimbiss – all das entfällt während des Fastens. Praktisch, oder?

(7) Intervallfasten ist kostenlos und spart sogar Geld
Nichts zu essen kostet nichts! Im Gegensatz zu vielen anderen Diäten und Ernährungsformen benötigt man zum intermittierenden Fasten keine besonderen Zutaten, die oft teuer sind. Shakes, Proteinriegel oder Superfoods – all das brauchen Sie für das Fasten nicht. Mit jeder Mahlzeit, die ausfällt, sparen Sie sogar noch Geld! Geld, das Sie stattdessen zum Beispiel in hochwertige Nahrung investieren können, um sich in der Essensphase des Tages etwas Besonderes zu gönnen.

(8) Intervallfasten ist psychologisch vorteilhaft
Vielen Menschen fällt es leichter, eine Zeit lang zu fasten, anstatt dauerhaft Diät zu halten und sich ständig in Nahrungsauswahl und Kalorienmenge zu beschränken. Wenn man sich dann auch noch (wie beim IF 16/8 = die Variante, an der wir uns für unser Programm orientieren) jeden Tag richtig satt essen kann und dabei auch noch alles essen darf, worauf man wirklich Lust hat, werden die täglichen Essenspausen zum Kinderspiel.

(9) Intervallfasten ist für immer
Beim intermittierenden Fasten braucht man auf nichts dauerhaft zu verzichten. Es gibt keine Verbote. Lieblingsspeisen sind auch weiterhin erlaubt. Das und die flexible Gestaltung der Essenspausen machen Intervallfasten so unglaublich vorteilhaft für die langfristige Anwendung. Intermittierendes Fasten ist keine zeitlich begrenzte Diät und auch keine vorübergehende Modeerscheinung. Hier handelt es sich um den „ur-

sprünglichen Lifestyle" des Menschen, seinem biologischen Design entsprechend und im Einklang mit den hormonellen und neurobiologischen Rhythmen des Körpers. Intermittierendes Fasten eignet sich optimal als dauerhaftes Ernährungsmodell im Gegensatz zu den meisten Diäten. Kurzzeitfasten können Sie Ihr Leben lang – und das mit gutem Gewissen!

4. Wer schreibt hier eigentlich?

„Wenn wir nur eine Maßnahme empfehlen dürften, die das Potenzial hat, unser gesamtes Leben zu bereichern, wäre es intermittierendes Fasten – und zwar egal, ob es um Figur, Gesundheit, Leistungsfähigkeit oder Langlebigkeit geht!"
Marion & Jens von IF 16/8

Bevor es nun gleich mit Theorie und Praxis richtig los geht, möchten wir uns Ihnen kurz vorstellen: Wir sind Marion (38, Dipl. Juristin, Gesundheits-, Ernährungs- und Diätberaterin) und Jens (44, Heilpraktiker und Personalcoach). Unser Ziel ist es, möglichst lange gesund und fit zu bleiben. Aus diesem Grund beschäftigen wir uns seit inzwischen über 20 Jahren mit Methoden und Maßnahmen, die uns bei diesem Ziel unterstützen sollen. Vieles haben wir dabei ausprobiert und vieles auch wieder verworfen. Geblieben ist nur das, was uns dauerhaft überzeugen konnte. Intermittierendes Fasten ist eine der effizientesten und zugleich einfachsten Maßnahmen, die uns auf dieser Suche begegnet ist.

Zyklische Auszeiten vom Essen sind einfach umsetzbar, absolut alltagstauglich, flexibel an die individuellen Bedürfnisse anpassbar, entsprechen dem biologischen Design des Menschen und sind zudem hoch effektiv. Seit inzwischen mehr als zehn Jahren ist Intervallfasten nicht mehr aus unserem Alltag wegzudenken. So unglaublich sind die vielfältigen positiven Auswirkungen! Keine andere uns bekannte Maßnahme, die so einfach umzusetzen ist, wirkt sich so tiefgehend und positiv auf so viele Aspekte des Lebens aus.

Intermittierendes Fasten ist in unseren Augen DER Grundstein für natürliche Gewichtsregulation, robuste Gesundheit und ein Maximum an Lebensenergie. Der rhythmische Wechsel zwischen Essenspausen und Phasen der Nahrungsaufnahme bildet die Voraussetzung für optimale Zellgesundheit, einen flexiblen und gesunden Stoffwechsel und bringt unser Hormonsystem wieder in Balance. All das wiederum bildet die Basis für optimale Zellregeneration, Selbstheilung und Verjüngung. Immer mehr Forschungsergebnisse zeigen auf, welche weitreichenden positiven Auswirkungen regelmäßige kurze Fastenintervalle haben.

Intermittierendes Fasten reguliert den Blutzuckerspiegel, verbessert die Insulinsensitivität der Zellen, optimiert den Blutdruck und die Blutfettwerte, hilft beim Abnehmen, setzt mehr Lebensenergie frei, ist ein Turbobooster in Sachen Reinigung und zellulärer Verjüngung – und zudem auch noch überaus praktisch, weil flexibel gestaltbar und zeit- und energiesparend.

Ohne auf bestimmte Lieblingsspeisen verzichten zu müssen, bescheren uns die täglichen Essenspausen mehr Energie und Leistungsfähigkeit. Gleichzeitig steigt der Genuss beim Essen. Denn nach einer mehrstündigen Fastenphase freut man sich wieder so richtig aufs Essen, und es schmeckt dann auch wieder viel besser. Da intermittierendes Fasten sich so vielseitig gestalten lässt, braucht sich niemand zu verbiegen oder in fremde Schablonen zu pressen, sondern kann ganz einfach die Variante wählen, die am besten zu ihm passt. Dazu sind die „Regeln" auch noch schnell erklärt. Die Umsetzung kann also sofort in Angriff genommen werden, und es dauert auch nicht lange, bis sich die ersten Erfolge einstellen.

Aber was nutzen all die Worte … Am besten ist, Sie probieren das zyklische Fasten selbst einmal aus, damit ganz bald selbst erleben, wovon wir hier sprechen.

Also, viel Freude beim Ausprobieren!
Marion & Jens von IF 16/8 – der Plattform rund ums Intervallfasten

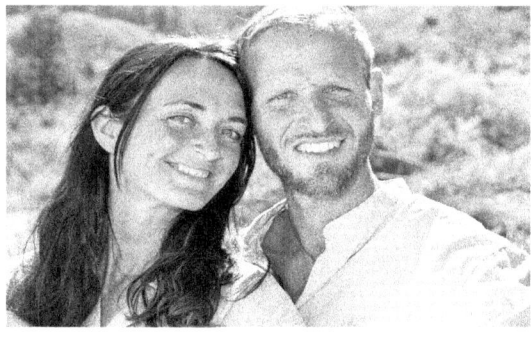

Kapitel 2: Hintergrundinformationen

Bevor wir gleich mit dem eigentlichen Programm loslegen, möchten wir Ihnen ein paar Hintergrundinformationen zum menschlichen Stoffwechsel und dem Zusammenspiel der Hormone mit auf den Weg geben. Wenn wir die biologischen Hintergründe von intermittierendem Fasten verstehen, steigert das die Motivation enorm.

Ungeduldige, die am liebsten sofort mit dem Intervallfasten beginnen möchten, können natürlich auch gleich zum Programm übergehen und dieses Kapitel überspringen.

Die wichtigsten Fakten werden an entsprechender Stelle in Kurzform angeführt. Zur erfolgreichen Anwendung des Programms ist dieses theoretische Kapitel also keine Voraussetzung.

1. Unser Organismus – Ein selbstregulierendes und sich ständig erneuerndes System

Unser Körper ist ein hochkomplexes biologisches System, das eigenständig dafür sorgt, dass sich unsere Zellen immer wieder regenerieren und erneuern. Jede Sekunde sterben circa 50 Millionen der schätzungsweise insgesamt 60 bis 90 Billionen Körperzellen ab und genauso viele werden auch wieder neu gebildet – sofern alles optimal verläuft. Knochengewebe wird erneuert, die Darmflora regeneriert sich ständig, Wunden heilen, Zellen werden geschaffen oder repariert – kurz: unser gesamtes System ist ständig darum bemüht, sich zu erneuern und erhalten. Das ist ein ganz natürlicher Kreislauf, der unser Überleben sichert, uns gesund, leistungsfähig und vital hält und im Idealfall dafür sorgt, dass wir nicht vorzeitig alt oder krank werden.

All das macht unser Körper von ganz allein, sofern wir ihn nicht dabei stören. Dazu stehen ihm verschiedene Regelkreisläufe zur Verfügung, die über chemische und elektrische Signale miteinander in Verbindung stehen, sich gegenseitig unterstützen und teilweise aufeinander angewiesen sind. Der Hypothalamus ist der Bereich in unserem Gehirn, in dem all diese Signale zusammen laufen. Er sorgt für das harmonische Zusammenspiel dieser Regelkreisläufe. Als Wächter bzw. Steuerungszentrale ist er für die Aufrechterhaltung unseres inneren Gleichgewichts, der sogenannten Homöostase, verantwortlich.

Der Hypothalamus sorgt zum Beispiel dafür, dass Körpertemperatur, Atmung, Herzkreislauffunktion, Blutdruck und Blutzucker Tag für Tag rund um die Uhr in einem physiologischen Bereich gehalten werden. Er reguliert den osmotischen Druck in Zellen und Geweben und stimmt die hormonellen und metabolischen Prozesse in unserem Körper auf den Rhythmus von Tag und Nacht ein. Unser gesamtes Sein, unsere Gesundheit und wie gut wir mit Lebensenergie versorgt sind, all das hängt von dem harmonischen Zusammenspiel dieser Kreisläufe ab.

Der **Hunger-Sättigungs-Mechanismus** ist ebenfalls ein Teil dieser Kreisläufe und wird damit auch durch den Hypothalamus reguliert. Über Hunger- bzw. Sättigungsimpulse sorgt er dafür, dass wir weder zu viel noch zu wenig essen (so sollte es zumindest sein ...) und steuert damit die Balance von Hunger und Sättigung. Diese Balance ist ein grundlegender Faktor für die optimale Gesundheit unserer Zellen und die Flexibilität unseres Stoffwechsels. Unser gesamtes System ist auf den zyklischen Wechsel zwischen Hunger und Sättigung angewiesen.

Der Rhythmus zwischen Hunger und Sättigung
Damit unsere Zellen optimal erneuert und repariert werden können, wechselt der Körper ständig zwischen Phasen der Energieaufnahme und Phasen der Energiefreisetzung. Beide Phasen basieren auf vollkommen unterschiedlichen hormonellen und metabolischen Vorgängen, und erst ihr harmonisches Zusammenspiel sorgt dafür, dass sich unsere Zellen und Gewebe immer wieder erneuern und reparieren können.

In Zeiten ohne Nahrung überwiegen körpereigene Reinigungs- und Entgiftungsvorgänge, wodurch unsere Zellen immer wieder von Stoffwechselmüll und anderem überflüssigem Ballast befreit werden. Die dazu nötige Energie deckt der Körper in dieser Zeit durch die Freisetzung von gespeicherten Kalorien, z. B. aus dem Fettgewebe. Phasen ohne Nahrung sind also Phasen der Reinigung, Entgiftung und Energiefreisetzung.

Sobald wir essen und Nährstoffe aufnehmen, wechselt der Körper in eine aufbauende und Energie speichernde Stoffwechsellage. Ähnlich wie ein Schwamm saugen die Zellen die Nährstoffe aus der Nahrung auf, die sie zum Auffüllen ihrer Energiereserven oder als Baumaterial für die Reparatur von geschädigtem Gewebe oder zur Produktion von Enzymen nutzen. Phasen der Nahrungszufuhr sind damit Phasen des Aufbaus, der Regeneration und der Energiespeicherung.

Zur Erhaltung von Gesundheit, Leistungsfähigkeit und Wohlbefinden sind beide Phasen notwendig. Nur durch den regelmäßigen Wechsel zwischen Hunger und Sättigung bleiben Stoffwechsel und Hormonsystem in Balance.

Zu häufige Mahlzeiten stören diese Balance und führen dazu, dass wir vorzeitig altern und krank werden. Viele der heutigen Zivilisationserkrankungen basieren darauf, dass wir von morgens bis abends essen.

2. Hunger und Sättigung: Die beiden gegensätzlichen Pole eines gesunden Stoffwechsels

Unser Körper unterscheidet also grundsätzlich zwischen zwei verschiedenen Stoffwechselzuständen, die wir als Hunger und Sättigung bzw. als Energiefreisetzung und Energiespeicherung bezeichnen können. In der Hungerphase setzt der Körper Energie aus zuvor aufgenommener Nahrung und aus den körpereigenen Energiespeichern (Glykogen und Fettgewebe) frei. In der Sättigungsphase füllt der Körper die leeren Speicher wieder auf.

Beide Zustände werden durch unterschiedliche hormonelle und biochemische Funktionskreisläufe aktiviert und reguliert. Währenddessen laufen viele verschiedene molekulare und zelluläre Kettenreaktionen ab, die letztendlich unser physisches Überleben sichern. Beide Funktionskreisläufe wirken metabolisch vollkommen gegensätzlich. Sie stimulieren und regulieren sich gegenseitig immer wieder aufs Neue und haben die Aufgabe, den Zustand der Homöostase und der metabolischen Balance aufrecht zu erhalten.

Nahrungsaufnahme und Sättigung für Aufbau und Wachstum
Die aufbauende (= anabole) Stoffwechsellage dient der Nährstoffaufnahme, der mechanischen Zerkleinerung (= Kauen), der chemisch-enzymatischen Aufspaltung der Nahrung (= Verdauung) und dem Transport der einzelnen Nährstoffe ins Innere der Zellen. Dazu schüttet der Körper Hormone aus, die eine Speicher- und Aufbaufunktion haben. Insulin ist das wichtigste Aufbau- und Speicherhormon.

Fasten und Hunger für Reinigung und Energiefreisetzung
In der abbauenden (= katabolen) und Energie freisetzenden Stoffwechsellage geht es um die Energiegewinnung und Energiefreisetzung aus Nährstoffen. In dieser Phase werden sowohl die Nährstoffe der letzten Mahlzeit als auch zuvor in den Zellen eingelagerte und gespeicherte Nährstoffe zu Energie verbrannt. Das wichtigste Hormon in dieser Phase ist das Wachstumshormon (HGH) „Somatotropin", das nachweislich eine verjüngende Wirkung auf den Körper hat. Muskeln und Knochen werden durch HGH regeneriert und aufgebaut, während es gleichzeitig Körperfett verbrennt. Auch der Vorgang der Autophagie, der den Körper auf zellulärer Ebene säubert und erneuert, findet in dieser Stoffwechselphase statt. Der Verdauungstrakt reinigt sich währenddessen und die Darmschleimhaut kann sich in der Essenspause regenerieren. Fasten und Hunger setzen sozusagen die interne Müllabfuhr in Gang, die verantwortlich dafür ist, dass Abfallstoffe regelmäßig abgetragen und beseitigt werden.

Hunger und Sättigung schließen sich aus
Hunger und Sättigung sind Gegenspieler, die sich gegenseitig ausschließen. Wir sind entweder hungrig oder satt, beides zugleich geht nicht! Der Körper kann sich biochemisch entweder in der aufbauenden oder in der abbauenden Stoffwechsellage befinden. Dafür sorgen die jeweils dominanten Hormone, die die Hunger- und Sättigungsphase auslösen und regulieren und in beiden Phasen genau umgekehrt vorherrschen.

Das dominante Hormon der Sättigungsphase ist Insulin
Insulin wird von der Bauchspeicheldrüse gebildet und immer dann ausgeschüttet, wenn wir Nährstoffe durch Nahrungsmittel und kalorienhaltige Getränke zu uns nehmen. Insulin hat die Aufgabe, die Nährstoffe ins Innere der Zellen zu befördern und alle aufbauenden und speichernden Vorgänge zu stimulieren. Die Einlagerung von Glukose und Fettsäuren im Inneren der Zellen, zelluläre Aufbau- und Wachstumsprozesse und die Neubildung von Zellen – all diese Vorgänge werden durch Insulin stimuliert. Insulin ist ein mächtiges Körpergewebe aufbauendes Hormon. Es wird wegen seiner starken anabolen Wirkung auch in der Massentierhaltung und im Profi-Bodybuilding verwendet, um den schnellen Aufbau von Körpermasse zu stimulieren.

Das dominante Hormon in der Hungerphase ist das Wachstumshormon Somatotropin (HGH)
Sobald der Insulinspiegel sinkt, steigt der Somatotropinspiegel langsam an. Somatotropin hat die Aufgabe, Energie freizusetzen, sowohl aus den Nährstoffen der letzten Mahlzeit als auch durch die Verbrennung eingelagerter Nährstoffe. Das Wachstumshormon befördert die gespeicherten Nährstoffe aus dem Zellinneren ins Blut und stellt diese dem ganzen Körper als Energiequelle zur Verfügung. Es erhöht einen niedrigen Blutzuckerspiegel, setzt Fettsäuren aus dem Fettgewebe frei, schützt wertvolles Muskelprotein und Knochengewebe vor Abbauprozessen.

Insulin und Somatotropin wirken in unserem Stoffwechsel als Gegenspieler (= Antagonisten), die sich gegenseitig kontrollieren und regulieren, um den Blutzuckerspiegel und das Energieniveau immer wieder ins Gleichgewicht zu bringen. Aufgrund dieser antagonistischen Wirkung hemmen Insulin und Somatotropin sich gegenseitig in ihrer Ausschüttung und Wirkung. Das bedeutet, wenn der Insulinspiegel hoch ist, weil wir gerade etwas gegessen haben, bleibt der Somatotropinspiegel niedrig. Sinkt der Insulinspiegel jedoch ab, weil wir uns schon seit einigen Stunden in der Hungerphase befinden, steigt der Somatotropinspiegel automatisch an und dominiert das Stoffwechselgeschehen.

Ein hoher Blutzuckerspiegel und eine Fülle an Nährstoffen im Blut regen die Ausschüttung von Insulin an, das Nährstoffe ins Innere der Zellen transportiert. Damit dies möglich ist, muss währenddessen die antagonistische Somatotropinwirkung unterdrückt werden. Sobald das Energieniveau und der Blutzuckerspiegel unter ein gewisses Niveau absinken, schüttet der Körper Somatotropin aus, um die gespeicherten Nährstoffe freizusetzen und daraus Glukose und Energie herzustellen. Insulin und Somatotropin, wie auch eine ganze Reihe an anderen anabolen und katabolen Hormonen und Botenstoffen, regulieren unseren Stoffwechsel und stellen immer wieder die Homöostase und die metabolische Balance her.

Das passiert im Körper

bei Hunger	bei Sättigung
mTor ↓ AMPK ↑	mTor ↑ AMPK ↓
Inuslin und Leptin ↓	Inuslin und Leptin ↑
Neuropeptid Y (NPY), agouti-bezogene Peptid (AgRP) als Hungersignale ↑	Propiomelanocortin (Alpha-MSH), Cocaine- and Amphetamine-Regulated Transcript (CART) und Serotonin als Sättigungssignale ↑
Ghrelin ↑	Polypeptid (PP) ↑
Proteinkinase A ↓	Peptid YY (PYY) ↑
BDNF ↑	Glucagon-like Peptide 1 (GLP-1) ↑
Sirtuine ↑	
→ wirkt aktivierend, belebend, reinigend und Energie freisetzend	→ wirkt nährend, aufbauend, dämpfend und entspannend

3. Der Wechsel zwischen Hunger und Sättigung als Voraussetzung für optimale Zellgesundheit und einen flexiblen Stoffwechsel

Unser Körper unterscheidet also zwischen zwei Stoffwechselphasen bzw. zwei Arten von Stoffwechselzuständen: Hunger und Sättigung bzw. Energiefreisetzung und Energiespeicherung. Beide Phasen sind wichtig. Unser gesamtes System ist auf den zyklischen Wechsel von Hunger und Sättigung ausgelegt. Obwohl sich diese beiden Zustände gegenseitig ausschließen (wir können entweder hungrig oder satt sein, aber nicht beides zugleich), bedingen sie sich gegenseitig. Erst der Wechsel zwischen Hunger und Sättigung macht optimale Zellgesundheit überhaupt möglich.

Der Wechsel zwischen Hunger und Sättigung für optimale Zellgesundheit
Zellen bilden die kleinsten Funktionseinheiten unseres Körpers. Der erwachsene Mensch besteht aus schätzungsweise 60 bis 90 Billionen Zellen, die die Grundlage des physischen Körpers bilden und jeweils spezifische Aufgaben erfüllen. Alle Gewebe, Organe, Drüsen usw. setzen sich aus unterschiedlichen Zelltypen zusammen. Unsere Zellen sind sozusagen die Fabriken und Kraftwerke des Körpers, in denen Lebensenergie, Baustoffe, Enzyme, Hormone und vieles andere produziert wird. Dabei fallen, wie in jeder anderen Fabrik auch, Abfall und Müll an, genauso wie Reparatur- und Wartungsarbeiten. Regelmäßig müssen Stoffwechselabbauprodukte entsorgt und altersschwache oder funktionsunfähige Zellbestandteile erneuert werden.

Hinzu kommt, dass über die Ernährung, unser Trinkwasser, die Luft, Kosmetik- und Reinigungsartikel, Zahnfüllungen und andere Wege Stoffe in unser System gelangen, die dort nicht hingehören und ebenfalls entsorgt werden müssen, damit keine Störungen entstehen.

Nur in Phasen ohne Nahrung, wenn der Körper nicht mit der Aufnahme und Speicherung von Nährstoffen beschäftigt ist, können diese Reinigungs- und Reparaturarbeiten optimal stattfinden.

Essenspausen dienen also dazu, die körpereigenen Zellreinigungs- und Regenerationsprogramme zu starten. Während der Phase der Nahrungszufuhr wird das nötige Baumaterial für die Erneuerung und Reparatur von Zellschäden geliefert. Beide Phasen sind wichtig. Auf keine davon können wir verzichten. Vielmehr noch, sie bedingen und verstärken sich sogar gegenseitig.

Die Essenspausen dienen dazu, die Zellen von altem Ballast zu befreien, um dadurch Platz für neues Baumaterial zu schaffen. Durch den Wechsel zwischen Fasten und Essen entsteht eine Art Sogwirkung, die

die Voraussetzung für eine tiefe zelluläre Sättigung schafft. Die gesäuberten Zellen saugen sich dann regelrecht wie eine Art Schwamm mit den Nährstoffen aus der Nahrung auf.

Das regelmäßige zyklische Wechselspiel zwischen Hunger und Sättigung bildet die Grundvoraussetzung für optimale Zellsättigung und Zellerneuerung.

Gut zu wissen: Gesundheit liegt in unserer Hand
Lange ging man davon aus, dass einzig und allein die Gene unser Leben bestimmen. Man glaubte, dass das Risiko für bestimmte Erkrankungen wie auch das Maß an Gesundheit und unserer Lebenserwartung rein in den Genen verankert sei. Dass wir praktisch unserem genetischen Erbcode ausgeliefert sind. Heute weiß man jedoch, dass unsere Gedanken, Gefühle und Verhaltensweisen einen direkten Einfluss auf unsere Gene haben bzw. darauf, wie diese ausgelesen und aktiviert werden. Das bedeutet, dass unsere Lebensweise mit dafür verantwortlich ist, welche Gene an- und welche abgeschaltet werden. Inzwischen gehen Forscher davon aus, dass die Epigenetik (= der Einfluss äußerer Faktoren auf die Auslesung unserer Gene) zu 90 bis 95 % für die Entstehung von Krankheiten verantwortlich ist.

Im Umkehrschluss heißt das, dass unser genetisches Erbe mit 5 bis 10 % nur einen verschwindend geringen Einfluss auf unsere Gesundheit und unsere Lebensdauer hat. Wie lange und wie gesund wir sind, hängt also entscheidend davon ab, wie wir leben.

Durch unsere Lebensweise beeinflussen wir unsere Gene und nicht umgekehrt! (Intermittierendes) Fasten ist eine der bisher effektivsten Möglichkeiten, um krankmachende Gene ab- und gesundmachende Gene anzuschalten!

Der Wechsel zwischen Hunger und Sättigung als Motor für einen gesunden und flexiblen Stoffwechsel
Der Wechsel zwischen Fasten und Essen trainiert die Flexibilität unseres Stoffwechsels in der Art der Energiegewinnung. Unser Körper kann die benötigte Energie sowohl aus der Nahrung als auch aus seinen internen Energiespeichern, den Glukosespeichern der Leber (= Leberglyko-

gen) und dem Fettgewebe, decken. Regelmäßige Fastenphasen trainieren das flexible Umschalten zwischen diesen beiden Arten der Energiegewinnung. Wenn wir fasten, bezieht der Körper seine Energie in den ersten Stunden aus dem Leberglykogen, dehnen wir unsere Essenspausen weiter aus und der Vorrat in der Leber erschöpft sich, schaltet er um auf die alternative Energiegewinnung aus dem Fettgewebe.

Aufgrund unserer Gewohnheit, alle paar Stunden etwas zu essen, liegt diese Fähigkeit des flexiblen Umschaltens bei den meisten Menschen allerdings brach. Hält dieser Zustand über Monate, Jahre oder sogar Jahrzehnte lang an, verlernt unser Körper regelrecht, wie er aus Fettsäuren Energie gewinnen kann. Er wird dann abhängig von regelmäßiger Nahrungszufuhr. Wir haben dann wirklich den Eindruck, alle paar Stunden, etwas essen zu müssen. Intermittierendes Fasten hilft, den Stoffwechsel wieder flexibel zu machen und damit mehr Unabhängigkeit vom Essen zu erlangen.

Insulin blockiert die körpereigene Fettverbrennung und steigert zugleich die Fetteinlagerung

Alles, was wir essen, regt die Insulinproduktion an, und hohe Insulinwerte verhindern, dass der Körper aufs Fettgewebe zugreifen kann. Gleichzeitig sorgt das Hormon dafür, dass die überschüssigen Kalorien aus der Nahrung direkt im Fettgewebe gespeichert werden.

Die heute üblichen Ernährungsgewohnheiten führen leider dazu, dass unsere Insulinspiegel fast durchgehend erhöht sind. In der Folge wird unser Stoffwechsel immer träger. In den mehrstündigen Essenspausen beim intermittierenden Fasten sinkt der Insulinspiegel und der Körper kann sich wieder daran gewöhnen, seine Energie auch aus Fettsäuren zu gewinnen.

Der zyklische Wechsel zwischen Essen und Fasten hilft also unserem Stoffwechsel wieder auf die Sprünge und macht ihn flexibel. Je nach Verfügung nutzt er dann entweder Fettsäuren oder Glukose zur Energiegewinnung. Der Wechsel von Zucker- zu Fettstoffwechsel funktioniert wieder reibungslos. Dadurch verbrennt der Körper in Zeiten ohne Nahrung überflüssiges Fettgewebe. Die dadurch freigesetzten Fettsäuren versorgen uns während der Essenspause mit ausreichend Lebensenergie und sorgen gleichzeitig dafür, dass wir währenddessen keinen Hunger leiden müssen.

Stoffwechsel-Switching
Prof. Mark Mattson von der Johns Hopkins Universität in Baltimore bezeichnet diesen Wechsel zwischen Zucker- und Fettstoffwechsel auch als intermittierendes metabolisches Switching und ist davon überzeugt, dass dieser ständige Wechsel nicht nur wichtig ist für die lebenslange körperliche Gesundheit, sondern insbesondere auch für die geistige Fitness entscheidend ist.[31]

4. Ständiges Essen als Störfaktor der metabolischen und hormonellen Balance
Ein grundlegendes Problem unserer modernen Wohlstandsgesellschaft ist, dass wir durch zu häufiges Essen die Balance von Hunger und Sättigung stören. Als eine der ersten Generationen essen wir ständig und überall und zu jedem Anlass. Wir essen direkt nach dem Aufstehen, auf dem Weg zur Arbeit, in der Pause, zwischendurch, im Auto, am Abend, auf der Couch, allein vor dem PC, in Gesellschaft, weil sich die Gelegenheit bietet, aus Langeweile, weil wir traurig sind oder oder oder. Wir essen von morgens früh bis abends spät. Wirklichen Hunger kennen wir gar nicht mehr. Nur noch im Schlaf unterbrechen wir die Sättigungsphase, doch das ist zu wenig! Wir befinden uns zwei Drittel des Tages im Sättigungsmodus, so dass für eine ausreichende Hungerphase nicht mehr genügend Raum bleibt. Dafür ist unser biologisches Design nicht ausgelegt!

Die biologische Anpassung an Phasen ohne Nahrung ist ein evolutionäres Erbe
Noch vor wenigen Generationen musste der Mensch sich in Bewegung setzen und physischen Aufwand betreiben, um an Nahrung zu kommen. In Zeiten ohne Kühlschrank, Gefriertruhe und Konserven war es auch nur bedingt möglich, Nahrung längere Zeit aufzubewahren. Zudem gab es keine Supermärkte, Restaurants und Fastfood-Ketten. Unsere Vor-

---

31 „Der Keto Kompass" S. 84

fahren mussten schon immer Hungersnöte und Phasen der Nahrungsknappheit überstehen. Der Mensch konnte nur deshalb bis in die heutige Zeit überleben, weil der Stoffwechsel die Fähigkeit entwickelte, während solcher Phasen den Energiebedarf aus körpereigenen Reserven zu decken. Da sich unsere Gene seither kaum verändert haben, ist unser Körper auch heute noch hervorragend für Zeiten ohneNahrung gewappnet.

Wir sind eine der ersten Generationen, die 24 Stunden sieben Tage die Woche einem Nahrungsüberfluss ausgesetzt ist. Und das 365 Tage im Jahr, Jahr um Jahr. Schon lange hat Essen seinen ursprünglichen Stellenwert als Zufuhr von Nährstoffen und Energielieferant verloren. Wir essen nicht mehr nur, wenn wir hungrig sind, sondern auch, weil sich die Gelegenheit dazu bietet, aus Gewohnheit, um uns die Zeit zu vertreiben und um uns besser zu fühlen. Essen ist zu einer Art Ersatz geworden, um emotionale Bedürfnisse zu befriedigen und bei weitem nicht mehr nur an wirklichen körperlichen Hunger gekoppelt.

Das Problem des zivilisierten Menschen
Aufgrund der heutigen Ernährungsgewohnheiten kommt die Phase ohne Nahrung mit ihren vielen positiven Wirkungen viel zu kurz. Wir essen ständig und überall, und unser Stoffwechsel befindet sich fast durchgehend im Speicher- und Aufbaumodus. Dadurch wird zu viel Insulin und zu wenig Somatotropin ausgeschüttet. Dieses metabolische und hormonelle Ungleichgewicht ist der Grund dafür, dass wir immer dicker werden und immer mehr Abfallstoffe und Toxine einlagern. Das führt zu einer zunehmenden Verschlackung des Organismus und blockiert die reinigenden und entgiftenden Stoffwechselvorgänge. Und genau darin liegt eine Hauptursache für die Entstehung der meisten Zivilisationserkrankungen und Wohlstandsleiden! Bewegungsmangel verstärkt diese Problematik.

Wenn durch häufiges Essen das körpereigene Müllentsorgungssystem auf der Strecke bleibt, verschlackt das Bindegewebe, das sich zwischen Organen und Blutgefäßen befindet (= Basalmembran) und für den Stoffaustausch zwischen Blut und Zellen verantwortlich ist. Die im Blutkreislauf zirkulierenden Nährstoffe können die verschlackte Basalmembran nicht mehr so leicht passieren. Das hat verheerende Folgen: Die Nährstoffe gelangen dann nur noch unzureichend ins Innere der Zellen, was mit der Zeit zu einem chronischen Nährstoff-, Sauerstoff- und Energiemangel führt. Zugleich stauen sich außerhalb der Zellen die Nährstoffe im Blut und führen im Laufe der Zeit zu Ablagerungen, wie z. B. an den Arterienwänden (Stichwort Arteriosklerose → Herzinfarkt und Schlaganfall) und im Bindegewebe (Stichwort Übergewicht und Cellulite). Insbesondere das Unterhautfettgewebe, ebenfalls eine Kategorie des Bindegewebes, bietet eine nahezu unglaubliche Speicherkapazität sowohl für Abfallstoffe als auch für Nährstoffe, die nicht ins Innere der Zelle gelangen können.

Diese unphysiologischen Ablagerungen erschweren wiederum den Abtransport von Stoffwechselmüll aus den Zellen. Fazit: Die Zellen ersticken dann an ihrem eigenen Müll oder gehen aufgrund des chronischen Nährstoff- und Energiemangels zugrunde. Ständiges Essen verursacht dadurch paradoxerweise einen intrazellulären Mangel an Energie, Sauerstoff und Nährstoffen und führt im Laufe der Jahre dazu, dass wir immer weiter ausbrennen und unsere Lebensenergie immer weiter absinkt.

Unsere Zellen ersticken im Wohlstand und verhungern inmitten einer Nährstofffülle

ständiges Essen führt zu
1. Nährstoffstau im Blut und Bindegewebe → schlechtere Durchblutung, inklusive Bluthochdruck und unphysiologischen Ablagerungen wie Arteriosklerose, Darmverschlackung, Steinbildung in Leber und Niere, verschleimten Nebenhöhlen, Zahnstein usw.
2. Nährstoff- und Sauerstoffmangel in den Zellen → schlechterer Stoffwechsel inklusive Energiemangel und Mangelerscheinungen
3. Abfallstau in den Zellen → vorzeitiger Zelltod durch Selbstvergiftung

daraus resultieren Beschwerden wie
- Übergewicht und Fettleibigkeit
- Bluthochdruck
- Arteriosklerose
- Herzkreislauf- und Gefäßerkrankungen
- hohe Blutfett- und Blutzuckerspiegel
- chronisch erhöhte Insulinspiegel, die mit der Zeit zu
- Insulinresistenz und Hyperinsulinismus führen
- Energiemangel, Ausgebranntsein (= Burnout)
- Makro- und Mikronährstoffmangel
- Sauerstoffmangel

Viele dieser Symptome werden als sogenanntes „metabolisches Syndrom" zusammengefasst und beschleunigen nachweislich die Zellalterung, erhöhen das Risiko für Diabetes Typ 2, Alzheimer, Herzinfarkt, Schlaganfall und viele Krebsarten. So vielfältig die Symptome auch scheinen, sie haben alle einen gemeinsamen Nenner: Die Entgleisung der hormonellen und metabolischen Balance in unserem Körper.

Unser Stoffwechsel ist heute nahezu durchgehend und dauerhaft mit der Energieaufnahme und Speicherung beschäftigt. Wir kommen nicht mehr dazu, die ganze Fülle an aufgenommener Energie zu verwerten und freizusetzen, geschweige denn die im Fettgewebe gespeicherte Energie zu verbrauchen. Obwohl unsere Energiespeicher randvoll sind, leiden die meisten Menschen trotzdem unter einem chronischen Energiemangel!

Wir brauchen den Wechsel zwischen Energieaufnahme und Energiefreisetzung, sonst verliert unser Stoffwechsel und unser gesamtes Hormonsystem den Schwung.

Ständiges ÜBERESSEN führt ins metabolische und hormonelle Ungleichgewicht und begünstigt:	Tägliche ESSENSPAUSEN führen ins metabolische und hormonelle Gleichgewicht und sorgen für:
• Übergewicht und massive Fettleibigkeit • erhöhte Blutzucker- und	• flexiblen und effektiven Stoffwechsel • vermehrte Fettverbrennung

• Blutfettwerte • Hyperinsulinismus → Insulinresistenz • Diabetes Typ 2 • Bluthochdruck und andere Herzkreislauferkrankungen • chronisch-systemische Entzündungsgeschehen • Dauerstress (Hypercortisolismus) bis hin zum Burnout Syndrom und Depressionen • chronischen Energiemangel und Antriebslosigkeit • Entstehung von Krebs • neurodegenerative Erkrankungen wie Morbus Alzheimer und Parkinson • frühzeitiges Altern	• gesunden und nachhaltigen Abbau von Übergewicht • verbesserte Blutfettwerte • bessere Glukosespiegel im Blut • gesteigerte Insulinsensitivität • Abbau schwelender Entzündungen • Aufbau einer gesunden Darmflora • stärkeres Immunsystem • Abbau von Schlacken und Abfallstoffen • Regeneration und Verjüngung von Zellen und Gewebe • mehr Lebensenergie • bessere Stimmung • längeres Leben bei mehr Gesundheit

5. Intervallfasten als Lösung für den modernen Menschen von heute

Glücklicherweise müssen wir heute in den Industrienationen keinen Hunger mehr leiden. Nahrung ist rund um die Uhr verfügbar. Doch damit uns dieser Luxus nicht zum Verhängnis wird, müssen wir selbst für regelmäßige Auszeiten vom Essen sorgen. Durch tägliche Essenspausen können wir unseren Körper dabei unterstützen, die metabolische und hormonelle Balance leicht, effektiv und schnell wieder herzustellen. Indem wir uns bewusst entscheiden, unserem Körper jeden Tag eine mehrstündige Auszeit vom Essen zu gönnen, kann sich das natürliche Verhältnis zwischen Hunger und Sättigung wieder einpendeln.

Intermittierendes Fasten ist die moderne Lösung, um diese Balance möglichst schnell und effektiv wieder herzustellen. Gleichzeitig bekommen wir wieder Zugang zum eigenen Körpergefühl, das uns ab dann durch natürliche Hunger- und Sättigungsimpulse signalisiert, wann unser Körper Nahrung braucht und wann nicht. Und genau darum geht es in unserem Programm.

Die kommenden Wochen werden Sie dahin führen, die Signale Ihres Körpers bezüglich Hunger und Sättigung wieder besser wahrzunehmen. Signale, die für das Gleichgewicht zwischen Nahrungsaufnahme und Nahrungspausen sorgen. Sie werden dann wieder spüren, wann Sie wirklich etwas zu essen benötigen und wann Sie genug gegessen haben. Schnell werden Sie die aktivierende und energetisierende Wirkung von gesundem Hunger schätzen lernen und die darauf folgende Essensphase umso mehr genießen. Hunger und die damit einhergehende gesteigerte Konzentrations- und Leistungsfähigkeit wird brachliegende Potenziale freisetzen. Ihr Körper kann sich von angestautem Ballast und Übergewicht befreien und Ihnen steht mehr Energie zur Verfügung. Hunger bildet die Grundlage für tiefgehende zelluläre Sättigung und maximale kulinarische Befriedigung beim Essen. Heißhungerattacken und Blutzuckerschwankungen verschwinden und Sie erlangen wieder mehr Freiheit und Unabhängigkeit vom Essen.

In diesem Sinne wünschen wir viel Freude mit unserem Programm!

Kapitel 3:
Das Programm

→ Ein paar Worte zu Aufbau und Nutzung des Programms

Unser Programm richtet sich an eine Vielzahl von Menschen mit unterschiedlichsten Ernährungsgewohnheiten. Damit jeder – egal, von wo aus er startet – sofort loslegen kann, haben wir unser Programm in verschiedene Stufen eingeteilt. So kann jeder genau dort einsteigen, wo er gerne möchte und jede Stufe so lange beibehalten, wie es sich stimmig anfühlt.

Falls Sie bislang gewohnt sind, täglich drei Hauptmahlzeiten plus Zwischenmahlzeiten zu sich zu nehmen, halten wir es für sinnvoll, mit der ersten Stufe zu beginnen. Bereitet Ihnen das Weglassen von Zwischenmahlzeiten keine Schwierigkeiten mehr, können Sie zur nächsten Stufe übergehen. Wie lange die Adaption an die jeweilige Stufe dauert, ist von Person zu Person unterschiedlich. Je häufiger und je mehr schnell verfügbare Kohlenhydrate man bisher gegessen hat, umso länger wird es vermutlich mit der Umstellung auf den Fettstoffwechsel dauern. Wichtig ist: Es gibt keine allgemeingültige Regel! Jeder von uns ist individuell und startet von einem anderen Punkt aus.

Wir haben jedoch die Erfahrung gemacht, dass es für die meisten Menschen gut möglich ist, sich innerhalb von vier Wochen schrittweise auf 16-stündige Essenspausen hin zu entwickeln. Wobei auch die 16 Stunden nur eine grobe Orientierung bieten sollen. Je nach Konstitutionstyp, bisherigem Essverhalten und individuellen Zielen kann die Dauer der optimalen Fastenphase variieren. Für einige reichen 14-stündige Auszeiten vom Essen bereits aus, um die Vorteile vom Intervallfasten zu erfahren. Wer hingegen schnell möglichst viel Fett verbrennen oder eine (prä-)diabetische Stoffwechsellage in den Griff bekommen möchte, sollte die 16 Stunden ohne Nahrung am Tag eher als Minimum ansehen.

Es geht uns nicht darum, dass Sie sich starr an unsere Vorgaben halten, sondern unser Programm als eine Art Werkzeug nutzen, um wieder in Kontakt mit der Weisheit Ihres Körpers zu kommen. Beginnen Sie also mit der Stufe, die Sie anspricht, weil sie Sie fordert, aber nicht überfordert und bleiben Sie dabei so lange, bis Sie sich damit wohl fühlen und gehen Sie erst dann einen Schritt weiter.

Ob Sie dabei vier, acht oder nur zwei Wochen bis zum „Ziel" brauchen, ist in unseren Augen reine Nebensache.

Warum IF 16/8?
Es gibt verschiedene Formen des Intervallfastens. Man kann täglich 14, 16, 18 oder sogar 20 Stunden fasten oder auch mal einen kompletten Tag auf Nahrung verzichten. Die Gestaltungsmöglichkeiten sind vielfältig.[32] Für unser Programm haben wir uns für die IF 16/8-Methode entschieden – einen täglichen Wechsel zwischen 16-stündigen Fastenphasen und 8-stündigen Essensphasen. Das hat gleich mehrere Gründe.

1. IF 16/8 gut umsetzbar
Tägliche Fastenphasen von 16 Stunden sind für die meisten Menschen problemlos umsetzbar. Längere Fastenintervalle von 20, 24 oder 36 Stunden verlangen deutlich mehr Disziplin. Nicht für jeden sind so lange Essenspausen gut zu handhaben. IF 16/8 hingegen gelingt vielen sogar auf Anhieb oder spätestens dann, wenn die Voraussetzungen für gesunden Hunger und zelluläre Sättigung geschaffen wurden, was ja Ziel unseres Programms ist.

Die Erfahrung zeigt zudem, dass es den meisten Menschen einfacher fällt, intermittierendes Fasten zur täglichen Routine zu machen, statt ein oder zwei komplette Fastentage pro Woche einzulegen.

2. IF 16/8 verstärkt die Autophagie
Essenspausen von 16 Stunden reichen bereits aus, um die Autophagie zu verstärken. Dabei handelt es sich um einen natürlichen Selbstreinigungsprozess der Zellen, der nach etwa 10 bis 12 Stunden nach der letzten Mahlzeit einsetzt und nach 14 bis 16 Stunden bereits auf Hochtouren läuft. Der Körper produziert dann aus Stoffwechselmüll wie

---

32 Eine ausführliche Darstellung der verschiedenen Formen des Intervallfastens finden Sie auf unserer Seite www.if168.de/intervallfasten-welche-formen-gibt-es/

fehlgefalteten Proteinen und anderen Ablagerungen Brennstoff. Die Autophagie stellt also die Energiegewinnung auch bei längeren Phasen ohne Nahrung sicher und sorgt ganz nebenbei dafür, dass Zellen von unnötigem Ballast befreit werden und länger funktionstüchtig bleiben. Das ist einer der Gründe, wieso die 16-stündigen Essenspausen beim IF 16/8 eine positive Wirkung auf Gesundheit und Langlebigkeit haben.

3. IF 16/8 ist praktischer als Langzeitfasten
Im Gegensatz zu längeren Fastenkuren benötigt man bei der IF16/8-Methode keine besondere Vor- und Nachbereitung. Bei Fastenintervallen von mehr als 72 Stunden tritt der Verdauungstrakt in eine Ruhephase ein. Hier sind Entlastungs- und Aufbautage mit einer entlastenden Schonkost genauso wichtig, wie eine gründliche Darmreinigung zu Beginn und während der Kur. Solche teilweise aufwändigen Maßnahmen entfallen beim Intervallfasten und dennoch erzielt man bei regelmäßiger Anwendung immerhin rund 80 % der Vorteile von längeren Fastenkuren.

Zudem hat intermittierendes Fasten auch noch deutlich bessere Effekte auf den Stoffwechsel. Durch den ständigen Wechsel zwischen Fasten- und Essensphasen wird der Stoffwechsel flexibel und darin trainiert, seinen Energiebedarf sowohl aus der Nahrung als auch aus den körpereigenen Reserven zu decken. Das lässt sich durch Langzeitfasten nicht erreichen.

4. IF 16/8 als ideale Vorbereitung für längeres Fasten
Längere Fastenkuren haben dennoch ihre Berechtigung. Neben einer besonders tiefgehenden Reinigung auf zellulärer Ebene wirken sie auch „entschlackend" auf Geist und Seele. Eine Erfahrung, die wirklich sehr bereichernd sein kann.

Allerdings stellen solche Fastenkuren den Organismus vor besondere Herausforderung. Durch die starke Entgiftung kann es dabei zu Fastenkrisen wie Kopfschmerzen, Übelkeit, Kreislaufschwäche, Stimmungsabfall und Leistungseinbrüchen kommen. Bei der IF 16/8-Methode wird der Körper hingegen sanft ans Fasten gewöhnt und erste Schlackendepots können sich nach und nach auflösen, so dass Fastenkrisen weitestgehend vermieden werden. Das ist eine ideale Vorbereitung für längere Fastenkuren, die dadurch leichter und angenehmer verlaufen.

5. Gewichtsregulation durch IF 16/8
16-stündige Auszeiten vom Essen reichen außerdem bei vielen Menschen aus, um die Gewichtsabnahme in Gang zu setzen und überflüssiges Körperfett zum Schmelzen zu bringen, ohne dass sie zusätzlich etwas an ihrer Ernährung verändern müssen. IF 16/8 ist die Methode der Wahl, wenn jemand ganz nebenbei ohne Verzicht und Verbote abnehmen möchte.

Gleichzeitig sind 16 Stunden ohne Nahrung auch für schlanke Menschen oder jene, die zusätzliche Muskelmasse aufbauen wollen, sehr gut geeignet. In dieser Essenspause werden große Mengen an HGH (= Human Growth Hormon) und Testosteron gebildet, die die vorhandene Muskelmasse während der Fastenphase vor Abbau schützen. Zudem ist ein achtstündiges Essensfenster ausreichend, um genügend Proteine und Kalorien aufnehmen zu können, die der Körper dann zum weiteren Muskelaufbau nutzen kann. Kurzzeitfasten hat in Kombination mit entsprechendem Training eine starke Muskelmasse aufbauende Wirkung!

Fazit
Wir haben uns also ganz gezielt für die IF 16/8-Methode entschieden. Intermittierendes Fasten ist nicht einfach ein neuer Trend oder eine zeitlich begrenzte Diät-Maßnahme. Intervallfasten ist DAS Ernährungsmodell der Zukunft, das unser gesamtes Leben positiv beeinflussen kann. Für uns ist diese Form des Kurzzeitfastens der Schlüssel für mehr Unabhängigkeit vom Essen und gleichzeitig mehr Genuss beim Essen. Zugleich unterstützt es uns dabei, möglichst lange gesund und fit zu bleiben. Ein Tool, das wir Ihnen gerne mit auf den Weg geben möchten.

→ Eine kurze Übersicht der einzelnen Stufen

Stufe 1: Das Thema der ersten Stufe lautet: In Kontakt kommen mit Hunger und Sättigung. Wir beschäftigen uns intensiv mit den Fragen „Was ist Hunger?", „Wie fühlt sich Hunger an?" und „Woran erkenne ich, dass ich satt bin?". Sie lernen echten Hunger (= wirklichen körperlichen Bedarf) von „falschem" Hunger (= Appetit) zu unterscheiden und werden wieder achtsamer für die Signale Ihres Körpers.

> → **Unsere Empfehlung:** Bleiben Sie so lange auf Stufe eins, bis Sie wieder einen guten Zugang zu Ihrem natürlichen Hunger- und Sättigungsempfindungen haben. So lange, bis Sie wieder spüren, wann Sie hungrig und wann Sie satt sind. Im Idealfall kommen Sie nach Stufe 1 ohne Zwischenmahlzeiten aus.

Stufe 2: Jetzt geht es darum, gesunden Hunger auszudehnen und genießen zu lernen. Dadurch steigt der Genuss beim Essen. Sie erfahren, wie Sie unangenehme Hungergefühle in einen belebenden und aktivierenden Zustand verwandeln können, und wie Essenspausen dafür sorgen, dass Sie Ihre Mahlzeiten noch mehr genießen. Denn Hunger gilt bekanntlich als der beste Koch!

> → **Unsere Empfehlung:** Verweilen Sie auf dieser Stufe so lange, bis Sie die vitalisierende Wirkung von Hunger spüren können und es Ihnen keine Probleme bereitet, bei aufkommendem Hungergefühl ein bis zwei Stunden mit dem Essen zu warten. Im Idealfall erreichen Sie auf der zweiten Stufe eine tägliche Essenspause von 10 bis 12 Stunden.

Stufe 3: Hier geht es darum, den Fettstoffwechsel zu aktivieren und die Essenspause ein wenig auszudehnen, indem Sie die erste und letzte Mahlzeit des Tages enger zusammenschieben. Wir zeigen Ihnen, wie Sie gut gesättigt durch die Fastenphase kommen und durch einen flexiblen Stoffwechsel zu mehr Unabhängigkeit vom Essen gelangen.

→ **Unsere Empfehlung:** Bleiben Sie bei Stufe 3 so lange, bis Sie täglich 12 bis 14 Stunden ohne Nahrung auskommen und Sie sich währenddessen gut genährt und fit fühlen.

Stufe 4: Auf der vierten Stufe bringen wir den Prozess der Autophagie durch 14- bis 16-stündige Essenspausen auf Hochtouren. Ab sofort sorgt dieses körpereigene Zellreinigungs- und -entrümpelungsprogramm dafür, dass Ihre Zellen jeden Tag optimal gereinigt werden. Das verbessert die Leistungsfähigkeit und Lebensdauer der Zellen und übt eine verjüngende und belebende Wirkung auf den ganzen Körper aus.

→ **Unsere Empfehlung:** Halten Sie sich konsequent an die Vorgaben der vierten Stufe, bis die täglichen Essenspausen zu einer neuen Gewohnheit geworden sind und Sie nicht mehr darüber nachdenken müssen. Ist dieses Ziel erreicht, spricht nichts dagegen, wenn Sie ab und zu Ausnahmen machen und Ihre ganz eigene Form des intermittierenden Fastens entwickeln.

Bitte beachten: Nicht jeder sollte (auf eigene Faust) fasten!
Heranwachsende, Schwangere und Stillende haben einen erhöhten Bedarf an Nährstoffen, weshalb sie Hunger nicht unnötig lange hinauszögern sollten. Unser Programm ist für diese Personengruppen deshalb nicht geeignet.

Bei den meisten *Krankheiten* wirkt sich (intermittierendes) Fasten nachgewiesenermaßen positiv aus. Dennoch sollten Menschen, die an einer Erkrankung leiden, nicht auf eigene Faust fasten. Bei Vorerkrankungen jeder Art – insbesondere bei Stoffwechselerkrankungen wie Diabetes und Bluthochdruck – sollte die Durchführung des Programms mit einem Arzt oder Heilpraktiker besprochen werden. Das gilt explizit dann, wenn *Medikamente* eingenommen werden. *Da sich intermittierendes Fasten positiv auf den Blutzuckerspiegel, die Insulinwerte und den Blutdruck auswirken kann, können Anpassungen bei der Medikamenteneinnahme nötig sein. Engmaschige Kontrollen der entsprechenden Parameter sind dann unerlässlich!* In einem solchen Fall bitte nicht im Alleingang fasten, sondern immer nur in Absprache mit einem Arzt.

Untergewichtige Menschen, die sehr leicht frieren, vor allem dann, wenn sie lange nichts essen, sollten die zugrundeliegenden Ursachen abklären und beheben, bevor sie mit dem Intervallfasten beginnen. Aus der Sicht des Ayurveda verbirgt sich hinter solchen Problemen häufig eine Störung des Vata-Elements, also des Luftelements, während in der chinesischen Medizin hierbei in der Regel eine mangelnde Erdung diagnostiziert wird, die durch eine lange Nahrungsnüchternheit verstärkt werden könnte. Betroffene dürfen zwar fasten, profitieren davon aber erst wirklich, nachdem die zugrundeliegenden Blockaden ins Gleichgewicht gebracht wurden.

Stufe 1: In Kontakt kommen mit Hunger und Sättigung

Das erwartet Sie auf Stufe 1:
- Hunger und Sättigung sind die natürlichen Regler unseres Essverhaltens.
- Warum wir den Kontakt zu unserem Biofeedback (= Signale unseres Körpers) verloren haben und wie wir ihn wiedergewinnen können.
- Was ist gesunder Hunger und wie fühlt er sich an?
- Hunger als Grundvoraussetzung für zelluläre Sättigung, denn nur wer Hunger hat, kann auch satt werden.
- Unterschied zwischen echtem Nahrungsbedarf und Appetit bzw. Heißhunger.
- Was bedeutet gesunde Sättigung und wie fühlt sich das an?
- Keine Angst vorm Satt-Essen: Wer fastet, darf auch schlemmen!

Die Herausforderung auf Stufe 1 lautet: Essen Sie nur dann, wenn Sie hungrig sind und hören Sie auf, wenn Sie satt sind!

1. Hunger und Sättigung als natürliche Regler unseres Essverhaltens

Eigentlich signalisiert uns das Empfinden von Hunger bzw. Sättigung sehr deutlich, wann wir etwas essen sollten und wann wir genug gegessen haben. Auf diese Weise reguliert der Körper unsere Nahrungsaufnahme und sorgt dafür, dass wir weder zu viel noch zu wenig essen. So sollte es zumindest sein. Bei vielen von uns ist dieser Kreislauf allerdings durcheinander geraten. Entweder interpretieren wir die Signale unseres Körpers falsch oder nehmen sie gar nicht mehr wahr. Wie konnte das geschehen?

→ **Wir haben das natürliche Gespür für Hunger und Sättigung verloren**
Einer der Hauptgründe dafür, dass wir das natürliche Gespür von Hunger und Sättigung verloren haben, liegt darin, dass wir die Signale unseres Körpers nicht mehr richtig deuten. Viel zu voreilig interpretieren wir unterschiedliche Körpergefühle als Hungersignale, weshalb wir zu häufig essen. Auch unser natürliches Empfinden für Sättigungssignale ist uns abhanden gekommen. Das hat verschiedene Ursachen.

a) Essen als Seelentröster
Wenn wir als Babys gestillt oder gefüttert werden, bekommen wir damit nicht nur Nahrung, die unser Körper zum Wachstum braucht, sondern erfahren gleichzeitig auch Liebe, Fürsorge und Nähe. Diese Kopplung von Essen an zwischenmenschliche Verbindung, an Umsorgtwerden und Geborgenheit wird uns damit bereits in die Wiege gelegt. Wenn wir als Kinder auch noch mit Süßigkeiten oder etwas anderem Essbaren belohnt, getröstet oder ruhig gestellt werden, kann es leicht passieren, dass wir dieses Verhalten auch im Erwachsenenalter beibehalten. Wir essen dann nicht nur, weil wir Hunger haben, sondern auch, um uns emotional besser zu fühlen.

Bei starken Verstrickungen kann das dazu führen, dass wir nicht mehr wirklich unterscheiden können, ob unser Körper oder unsere Seele hungrig ist. Wir essen dann häufiger als es physiologisch sinnvoll wäre, und die körpereigenen Hunger- und Sättigungsimpulse geraten aus dem Gleichgewicht.

b) Frühkindliche und gesellschaftliche Prägungen
„Iss Deinen Teller leer!", „Das Frühstück ist die wichtigste Mahlzeit des Tages!" – die meisten von uns sind mit solchen oder ähnlichen Aussagen aufgewachsen. Diese Überzeugungen halten sich als Überbleibsel einer Generation, die durch die kargen Zeiten der Weltkriege geprägt wurde, hartnäckig. Und so lernen wir auch heute noch, dass wir den Teller immer schön leer essen und bloß keine Reste machen dürfen.

Es wurde uns eingetrichtert, wie wichtig regelmäßige Mahlzeiten sind und dass wir bloß keine einzige davon ausfallen lassen dürfen. Wir werden also schon in frühen Jahren dazu animiert, die körpereigenen Signale zu übergehen und ausreichend Nahrung für schlechte Zeiten zu bunkern, die in der heutigen Überflussgesellschaft jedoch kaum zu erwarten sind.

c) Schönheitsideal von heute und der Glaube ans Kalorienzählen
Wenn wir ständig über Bedarf essen, nur, damit wir brav unseren Teller leer machen oder, um den Vorstellungen und Idealen unserer Eltern und anderen Erziehungspersonen zu entsprechen, beißt sich das schnell mit dem schlanken Schönheitsideal von heute. Während ein paar Pfunde mehr auf den Rippen bis zum Kleinkindalter noch als süß empfunden werden, muss der Babyspeck spätestens in der Jugend verschwinden. Versuchen wir dann mit weniger Kalorien und mehr Bewegung, unsere Figur dem gesellschaftlichen Ideal anzupassen, wird alles nur noch schlimmer. Denn herkömmliche Diäten sind zum Scheitern verurteilt und bringen uns in einen Teufelskreis.

Der Stoffwechsel wird dabei immer langsamer und der Körper speichert Kalorien immer schneller, um für Notzeiten gewappnet zu sein. Wir müssen dann immer weniger essen, um weiter abzunehmen oder das Gewicht zu halten. Gleichzeitig macht eine kalorienreduzierte Diät träge und müde, weil wir zu wenig essen, um unseren Energiebedarf zu decken. Deshalb passt der Körper seinen Grundumsatz dieser Mangelernährung an, er reduziert die Stoffwechseltätigkeit und senkt die Verbrennungsrate. Im Laufe der Zeit wird es dann immer schwieriger, die Figur zu halten, während gleichzeitig unser Energielevel weiter sinkt.

Gut zu wissen: Intermittierendes Fasten ist besser als jede Diät
Bei herkömmlichen Diäten isst man zwar weniger Kalorien, aber die Häufigkeit der Mahlzeiten bleibt in der Regel gleich. Und da mit jeder Mahlzeit der Insulingehalt im Blut ansteigt, bleiben die Fettreserven dabei verschlossen. Denn nur, wenn der Insulinspiegel im Blut unter eine gewisse Grenze fällt, sind die Türen zu den Fettreserven offen. Gleichzeitig liefern die kalorienreduzierten Mahlzeiten zu wenig Kalorien, um

den Energiebedarf des Körpers zu decken. Deshalb senkt der Körper die Stoffwechselrate, um möglichst lange mit dem Mangel an Kalorien überleben zu können.

Beim intermittierenden Fasten ist das anders. Während der Auszeiten vom Essen bleibt der Insulinspiegel über Stunden hinweg sehr niedrig und der Weg zu den Fettreserven steht frei. Hier kann der Körper seinen Energiebedarf problemlos aus dem vorhandenen Fettgewebe decken und gerät nicht in eine Energiemangelsituation.

Weniger Kalorien bei Diäten und *keine* Kalorien in den Essenspausen beim Intervallfasten führen zu völlig unterschiedlichen hormonellen und metabolischen Auswirkungen. Daher verlangsamen Diäten den Stoffwechsel, während intermittierendes Fasten ihn sogar beschleunigt!

Durch das schlanke Schönheitsideal von heute und die Fehlinformationen darüber, dass das Gewicht allein durch Kalorien bestimmt wird, trauen sich viele figurbewusste Menschen – vor allem Frauen – gar nicht mehr, sich satt zu essen. Das führt so weit, dass wir uns bei jeder Mahlzeit mäßigen, uns ständig beherrschen und uns selten richtig satt und befriedigt fühlen. Viele Menschen haben dadurch den natürlichen Zugang zu Hunger und Sättigung verloren, leider.

Nicht die Kalorien sind entscheidend!
Eine amerikanische Forschungsgruppe[33] setzte eine Gruppe von Mäusen auf eine fettreiche Fastfood-Ernährung mit 24-stündigem Zugang zum Futter. Wie nicht anders zu erwarten, wurden die Tiere übergewichtig und krank.

Eine Vergleichsgruppe an Mäusen erhielt die gleiche Ernährung, aber nur mit einem beschränkten Zugriff von 12 Stunden am Tag zum Futter (= intermittierendes Fasten). Trotz gleicher Kalorienanzahl blieben die Tiere dieser Gruppe schlank und gesund. Allein die Essenspause machte also den Unterschied!

---

33 Quelle: Hatori et al, Cell Met. 2012

d) Die Macht der Gewohnheit
Solche Faktoren führen also dazu, dass wir schon in jungen Jahren den Kontakt zu unseren körpereigenen Signalen für Sättigung und Hunger verlieren. Die Macht der Gewohnheit hat dieses Dilemma verschlimmert.

Wie oft haben wir schon unseren Sättigungsimpuls übergangen und selbst dann weiter gegessen, wenn unser Magen bereits voll war, nur weil es so gut schmeckte? Wie oft haben wir uns der Figur zu liebe beherrscht und mit dem Essen aufgehört, obwohl wir uns noch gar nicht wirklich satt gefühlt haben? Und wie oft haben wir zu essen begonnen, obwohl wir überhaupt nicht hungrig waren? Zum Beispiel dann, wenn wir Essen als Strategie benutzt haben, um uns besser zu fühlen, weil uns langweilig war oder wir uns damit trösten wollten. Und wie oft haben wir gegessen, einfach, weil sich die Gelegenheit bot, weil wir Einladungen folgten und Geselligkeit in unserer Kultur eben mit Essen einhergeht? All das oft, ohne dabei darauf zu achten, ob unser Körper wirklichen Nahrungsbedarf hat. Kein Wunder, dass die meisten von uns den Zugang zu ihrem natürlichen Hunger- und Sättigungsempfinden verloren haben!

Inzwischen ist es oft sogar so, dass wir gar nicht mehr genau wissen, wie sich wirklicher Hunger und zelluläre Sättigung anfühlen. Appetit und ein wirklicher Bedarf nach Nahrung sind nämlich nicht dasselbe. Genauso wenig, wie ein Völlegefühl des Magens kein Zeichen dafür ist, dass unsere Zellen optimal mit Nährstoffen versorgt werden. Diese Verwechslungsgefahr ist aufgrund der Erfahrungen unseres bisherigen Lebens sehr groß und führt dann dazu, dass wir die Signale unseres Körpers falsch interpretieren.

Das eigentlich aktivierende und belebende „Hungergefühl" am Morgen interpretieren wir dann als echten Bedarf nach Nahrung, obwohl Lebensenergie und Tatendrang durch ein ausgiebiges Frühstück gebremst werden. Ein leerer Magen hingegen schenkt uns Leichtigkeit und setzt auf hormoneller und metabolischer Ebene Prozesse in Gang, die Körper und Geist aktivieren und leistungsbereit machen. Einen Zustand, den wir regelrecht genießen werden, sobald die Voraussetzungen für ein gesundes Hungergefühl geschaffen sind.

Andererseits wissen wir auch gar nicht mehr, wie sich das wohlige Gefühl von zellulärer Sättigung und kulinarischer Befriedigung anfühlt, das sich einstellt, wenn unser Körper optimal mit Nährstoffen versorgt ist. Stattdessen verbinden wir Sättigung mit einem übervollen Magen und essen häufig weit über den physiologischen Bedarf hinaus.

Wir sind derart abgestumpft für die Signale unseres Körpers, dass wir sie entweder falsch interpretieren oder gar nicht mehr wahrnehmen. Es kann durchaus sein, dass wir glauben, nur zu essen, wenn wir hungrig sind und damit aufzuhören, wenn wir satt sind, aber das ist oft nur eine Illusion.

In der kommenden Woche wollen wir unser Augenmerk verstärkt auf die Empfindungen von Hunger und Sättigung lenken, um wieder sensibel für die Signale des Körpers zu werden und vorhandene Fehlinterpretationen aufzulösen. Das ist der erste und wichtigste Schritt, um die Phasen von Hunger und Sättigung wieder in Balance zu bringen.

Aufgepasst: Industrienahrung führt unsere Sinne in die Irre
Es gibt noch einen weiteren Grund, wieso uns der Zugang zu unseren inneren Signalgebern oft so schwer fällt: die manipulierende Wirkung der Nahrungsmittel von heute!

Raffinierte Kunstprodukte wie mit Zucker, Weißmehl, Farb- und Konservierungsstoffen hergestellte Nahrungsmittel nehmen einen immer größeren Stellenwert in unsere Ernährung ein. Diese bringen unsere Gehirnchemie allerdings stark durcheinander und können regelrecht süchtig machen! Leere Kalorienträger, besonders in der Kombination 60 % Kohlenhydrate, 35 % Fett und 5 % Salz stimulieren die Lustzentren in unserem Gehirn derart stark, dass wir wie ferngesteuerte Roboter die Tüte Chips oder die Tafel Schokolade einfach leer essen müssen, ganz egal, wie stark der Magen bereits spannt oder die Vernunft dagegen protestiert.

Solche Kunstprodukte, die den Nahmen *Lebens*mittel eigentlich gar nicht mehr verdient haben, erschweren das Gespür für die wahren Bedürfnisse unseres Körpers. Auch so kann es passieren, dass wir mehr essen, als uns eigentlich gut tun würde.

Die Aufgabe von Stufe 1 lautet also „Essen Sie, wenn Sie hungrig sind und hören Sie auf, wenn Sie satt sind!".

Ansonsten brauchen Sie erst einmal nichts an Ihren Ernährungsgewohnheiten zu verändern. Es geht allein darum, herauszufinden, wie sich Hunger und Sättigung anfühlen. Wann sind Sie hungrig und wann sind Sie satt? Das gilt es in der ersten Woche herauszuarbeiten. Klingt simpel, oder? Aber wann sind wir eigentlich hungrig und wann sind wir satt? Und wie fühlen sich Hunger und Sättigung wirklich an?

Tipp: Keine Kalorien trinken
Falls Sie bereits heute schon, etwas aktiv verändern möchten, empfehlen wir Ihnen, fernab Ihrer Mahlzeiten keine Kalorien in flüssiger Form zu sich zu nehmen. Wenn Sie Saft, Limonade, Alkohol, gesüßten Tee oder Kaffee trinken, dann bitte zu den Mahlzeiten und nicht zwischendurch. Das ist ein erster und wichtiger Schritt, um Ihr System an längere Essenspausen zu gewöhnen, weil so zumindest die Insulinausschüttung zwischen den Mahlzeiten durch Getränke schon einmal wegfällt.

Zwischen den Mahlzeiten erlaubt sind dann nur noch kalorienfreie Getränke wie Wasser, Tee und Kaffee ohne Milch und Zucker. Sprudel oder stilles Wasser lässt sich geschmacklich übrigens ganz leicht verfeinern, indem man ein paar Scheiben Zitrone, Orange oder Pfefferminzblätter hinein gibt und eine Weile lang darin ziehen lässt.

2. Hunger: Nur wer Hunger hat, kann auch satt werden
Nur, wenn wir wirklich hungrig sind, kann der Körper die aufgenommene Nahrung auch richtig verdauen und die darin enthaltenen Nährstoffe optimal verwerten und nutzen. Denn nur dann werden die nötigen Verdauungssäfte und -enzyme in der richtigen Menge und Zusammensetzung gebildet. Das ist eine grundlegende Voraussetzung für die korrekte enzymatische Aufspaltung der Nährstoffe und eine anschließend optimale Aufnahme und Verwertung. Hunger ist das Signal dafür, dass der Körper einen echten Bedarf nach Nahrung, Energie und Nährstof-

fen hat und bildet die Grundlage für eine optimale Nährstoffverwertung.

Essen wir jedoch, ohne wirklich hungrig zu sein, kann der Körper die zugeführten Nährstoffe nicht richtig aufnehmen und unsere Zellen bleiben mit lebenswichtigen Stoffen unterversorgt. Selbst die qualitativ hochwertigsten Lebensmittel sind dann nicht in der Lage, uns ideal mit Nährstoffen zu versorgen, da diese dann nicht richtig verdaut werden können.

Gleichzeitig belastet jeder Bissen, den wir ohne echten Bedarf zu uns nehmen, unser System. Der Körper ist dann nämlich nicht auf das Verdauen von Nahrung eingestellt, weshalb sich die Nährstoffe im Verdauungstrakt und im Blut stauen. Bei den dort herrschenden Temperaturen von circa 37 °C kommt es dabei schnell zur Gärung von Lebensmitteln, der Bildung von Fuselalkoholen und zu Fäulnisprozessen im Darm. Bakterienstämme und Pilzkulturen wie z. B. Candida Albicans können sich unter derartigen Bedingungen über das natürliche Maß hinaus verbreiten. Dadurch gerät unsere Darmflora aus dem Gleichgewicht und wird immer weiter geschädigt. Durch die lange Verweildauer der Speisen im Darm verlangsamt sich der Stoffwechsel. Abbauprodukte und Giftstoffe können dann nicht mehr optimal ausgeschieden werden. Unser Körper verschlackt zunehmend, was durch jeden überflüssigen Bissen unnötig vorangetrieben wird.

Wenn wir ständig essen, ohne wirklich Hunger zu haben, provozieren wir einen Mangel an essentiellen Nährstoffen, zerstören unsere Darmflora und treiben die Verschlackung unseres Körpers voran.

Die Bereitschaft nur dann zu essen, wenn wir wirklich hungrig sind, ist daher ein wichtiger Schritt für eine optimale Nährstoffverwertung und eine grundlegende Basis für unsere Gesundheit.

Selbst ohne uns gesünder zu ernähren oder Nahrungsergänzungspräparate einzunehmen, **können wir allein schon dadurch, dass wir nur bei echtem Bedarf, also bei wirklichem Hunger, essen, die Nährstoffversorgung und die Gesundheit unseres Körpers deutlich verbessern!**

→ **Wann habe ich Hunger?**
In der kommenden Woche geht es also erst einmal darum, zu erkennen, wann Sie wirklich hungrig sind. Wie macht sich Hunger bei Ihnen bemerkbar? Woran erkennen Sie, dass Sie wirklich Hunger und nicht einfach nur Appetit haben?

Achten Sie einmal darauf, welche Symptome, Veränderungen oder Empfindungen Sie als Hunger interpretieren. Wie fühlt sich das an und wie würden Sie das genau beschreiben? Als flaues Gefühl oder ein schmerzendes Loch im Magen? Oder verbinden Sie Hunger mit Leistungseinbrüchen und einem Stimmungsabfall? Vielleicht fühlen Sie sich auch schwach und zittrig, sobald Sie hungrig werden?

Wenn Sie möchten, können Sie Ihre Beobachtungen schriftlich festhalten. Das kann gerade für eine Rückschau hilfreich sein, um zu erkennen, wie weit Sie auf Ihrem Weg zu einem guten Kontakt mit dem natürlichen Hunger- und Sättigungsempfinden bereits gekommen sind.

Aufgepasst: Was ist eigentlich echter Hunger?
Echter Hunger und zelluläre Sättigung gehen Hand in Hand. Solange unsere Zellen chronisch mit Nährstoffen unterversorgt sind, fühlt sich Hunger höchst wahrscheinlich recht unangenehm an. Viele von uns kennen den Zustand zellulärer Sättigung allerdings überhaupt nicht oder haben ihn zumindest nur sehr selten erlebt. Diese tiefe Befriedigung und das Gefühl angenehm und wohlig genährt zu sein, ohne sich dabei voll und träge zu fühlen, kennen viele gar nicht mehr. Bei guter Zellsättigung fühlen wir uns nicht nur direkt im Anschluss an eine Mahlzeit satt und zufrieden, sondern auch noch längere Zeit danach. Tiefgehende zelluläre Sättigung trägt uns mit Leichtigkeit durch die täglichen Essenspausen hindurch. Das ist eine Erfahrung, die wir erst einmal wieder bewusst erleben müssen!

Bei den heute üblichen Ernährungsgewohnheiten ist es jedoch nicht weiter verwunderlich, dass wir uns so weit davon entfernt haben. Wir essen einerseits zu häufig und andererseits zu viele raffinierte Kunstprodukte, die im Labor entwickelt oder verfeinert wurden. Unsere moderne Nahrung liefert zwar Kalorien und füllt den Magen, enthält aber gleichzeitig zu wenig Vitalstoffe, auf die unsere Zellen angewiesen sind. Unter diesen Umständen befinden sich unsere Zellen im Prinzip andauernd in einem Mangelzustand. Dieser chronische Vitalstoffmangel macht Hunger unerträglich und das befriedigende Gefühl von wirklicher Sättigung unmöglich. Dieser dauerhafte Mangel signalisiert unseren Zellen ständig, dass ihnen etwas fehlt. Solange wir das dadurch hervorgerufene Gefühl weiterhin durch leere Kalorienträger beantworten, entsteht ein Teufelskreis. Wir haben fast durchgehend ein dringendes Verlangen danach, etwas zu essen, fühlen uns aber nie wirklich satt und befriedigt.

Eine gute Versorgung unserer Zellen ist die Grundvoraussetzung dafür, dass ein echtes Hungersignal entstehen kann und wir dieses als etwas Angenehmes und Positives erleben können.

Die meisten Menschen kennen Hunger nur auf der Basis unterversorgter Zellen. Das kann sich dann wirklich sehr unangenehm anfühlen. Die Energie lässt nach, die Konzentration sackt ab, die Stimmung kippt und der Kreislauf macht schlapp, während sich ein immer größer werdendes Loch im Magen breit macht und sich unsere Gedanken irgendwann nur noch ums Essen drehen. Das sind Symptome, die wir typischerweise mit Hunger in Verbindung bringen. Kein Wunder also, dass wir Hunger als etwas Negatives abgespeichert haben, das wir unbedingt vermeiden wollen.

Das liegt aber nicht daran, dass sich Phasen ohne Nahrung so anfühlen müssen, sondern ist ein Zeichen für eine chronische Unterversorgung der Zellen mit Nährstoffen, was auf Dauer tatsächlich unangenehme Auswirkungen haben kann.

Die Frage „Wann habe ich Hunger?" können wir also nur auf der Basis unserer bisher gemachten Erfahrungen beantworten. Wenn der Begriff *Hunger* zunächst noch mit den oben beschriebenen Assoziationen verknüpft ist, deutet dies lediglich auf einen Nährstoffmangel auf zellulärer Ebene hin. Das wird sich in den kommenden Wochen ganz nebenbei regulieren. Jetzt geht es erst einmal darum, herauszufinden, was Sie (noch) als Indiz für Hunger betrachten.

→ **Ist es wirklich Hunger?**
Wenn Sie wissen, wie sich Hunger bei Ihnen bemerkbar macht, ist das ein erster wichtiger Schritt. Doch nicht bei allem, was wir als ein Hungergefühl deuten, muss es sich um echten Hunger handeln. Echter Hunger ist der Bedarf des Körpers nach Energie und Nährstoffen. Aber auch andere Faktoren können dafür sorgen, dass wir uns hungrig fühlen.

→ **Hunger entsteht ganz oft im Kopf**
Ganz oft entsteht Hunger einfach nur im Kopf. Unser Körper hat dann gar kein wirkliches Verlangen nach Nahrung und trotzdem haben wir Lust zu essen. Das passiert ganz leicht. Der Anblick, Geruch oder rein die Erinnerung an den Geschmack einer Speise und schon ist es geschehen. Das Wasser läuft uns im Munde zusammen und wir können gar nicht mehr anders, als unserem Appetit oder Heißhunger zu folgen. Selbst, wenn wir rein logisch betrachtet, gar nicht hungrig sein können, weil wir gerade erst etwas gegessen haben, die Versuchung lockt uns trotzdem stark. Was von Fachleuten als „cephalische Phase der Verdauung" bezeichnet wird, nennen wir in der Umgangssprache Appetit.

Appetit ist zwar kein wirklicher Hunger, äußert sich aber ebenfalls als ein starkes Verlangen nach Nahrung. Und Appetit kann sehr mächtig sein. Allein der Gedanke an eine Speise setzt häufig körperliche Prozesse in Gang, durch die sich unser ganzes System aufs Essen und Schlemmen vorbereitet.

Noch bevor Nahrung in unseren Magen gelangt oder wir auch nur einen Bissen gekostet haben, produziert der Körper in der cephalischen Phase Verdauungssäfte, Insulin und andere Hormone. Sogar der Blutzuckerspiegel erhöht sich, obwohl der Körper noch gar nicht mit dem Essen in Kontakt gekommen ist! Das sind messbare Faktoren, die bereits durch das Riechen, Sehen und Schmecken von Speisen in Gang gesetzt werden können. Der Sinn und Zweck dahinter ist, dass die entsprechenden Verdauungssäfte und -enzyme, die für die Aufspaltung und Verwertung der Nahrung benötigt werden, schon bereitstehen, sobald die Nahrung in unseren Magen-Darm-Trakt gelangt, so dass sie entsprechend verdaut werden kann. Allein der Gedanke an eine Speise, mit der wir etwas Positives verknüpfen, kann dazu sogar schon ausreichen!

Wenn dieser an sich sinnvolle Prozess einsetzt, fällt es wirklich sehr schwer, der Versuchung zu widerstehen. Mit Vernunft gegen die Biochemie des Körpers anzugehen, kostet jede Menge Disziplin und Energie, die wir nicht immer aufbringen wollen oder können. Doch es gibt eine gute Nachricht: Die körperlichen Veränderungen, die durch die cephalische Phase ausgelöst werden, halten nur wenige Minuten an. Der Sinn dahinter ist, wie wir gerade erfahren haben, dass die Stoffe, die für die Verwertung von Nahrung nötig sind, bereits in unserem Magen-Darm-Trakt bereitstehen, sobald der erste Bissen ankommt. Wenn wir dann aber nichts essen und unser Körper versteht, dass er sich geirrt hat, stellt er die Vorbereitungen zur Nahrungsaufnahme recht schnell wieder ein und auch das angebliche Hungergefühl verschwindet wieder.

Hunger kommt und geht in Wellen. Selbst, wenn wir nichts essen, verschwindet er wieder. Er wird nicht immer stärker. Diese Information kann uns helfen, in entsprechenden Situationen die Kraft aufzubringen, die Fastenphase besser durchzuhalten. Es handelt sich also immer nur um ein paar Minuten, dann verschwindet der Appetit wieder von ganz allein. Sie werden erstaunt sein, wie schnell das geht!

Die 7 Hunger im Zen-Buddhismus
Im Zen-Buddhismus kennt man sieben verschiedene Arten von Hunger, die jeweils einem unserer Sinne zugeordnet werden. Sich dieser bewusst zu werden, kann uns helfen, den Zugang zu echtem Hunger wieder zu finden.

1. Hunger der Augen
Wer kennt das nicht: Allein der Anblick einer Speise kann das Verlangen nach Nahrung entfachen. Buddhisten nennen das Augenhunger (eye hunger). Die Werbeindustrie macht sich diese Art von Hunger zunutze und entwirft Bilder, bei denen uns das Wasser im Mund zusammen läuft. Wer hier anfällig ist, sollte Werbeanzeigen und -plakate meiden und ganz bewusst wegschauen.

Dieser Hunger lässt sich laut der östlichen Tradition durch einen schönen Anblick besänftigen, was erklärt, dass z. B. die japanische Küche besonders viel Wert auf die ästhetische Zubereitung und dekorative Anrichtung von Mahlzeiten legt.

2. Hunger der Nase

Nicht nur der Anblick einer Speise kann Hunger machen, auch unser Geruchssinn ist für das Entfachen von Appetit empfänglich. Wenn uns der Duft frisch gebackener Brötchen und Kuchen in diese Nase strömt und Appetit und Heißhunger weckt, bezeichnen die Buddhisten das als Nasenhunger (nose hunger).

Traditionellerweise wird dieser Hunger durch das Anzünden von Räucherstäbchen gestillt. Besonders wohltuend ist der Duft von Vanille, Zimt oder Zitrusfrüchten. Außerdem hilft es, verlockenden Düften aus dem Weg zu gehen. Es kann durchaus sinnvoll sein, Umwege in Kauf zu nehmen und nicht an der nächsten Bäckerei oder dem Imbiss an der Ecke vorbeizukommen und dadurch in Versuchung zu geraten.

3. Hunger des Mundes

Wenn das Essen besonders gut schmeckt, essen wir oft mehr, als wir für eine angenehme Sättigung bräuchten. Dies wird auch als Mundhunger (mouth hunger) bezeichnet. Die Lebensmittelindustrie macht sich diesen Mechanismus zunutze, in dem sie Produkte kreiert, die für eine wahre Geschmacksexplosion sorgen und uns zum Weiteressen animieren, obwohl wir bereits satt sind.

Fertigprodukte meiden und zugleich seine Mahlzeiten aus echten Lebensmitteln zubereiten und mit natürlichen Gewürzen verfeinern, bringt hier die Lösung.

4. Hunger des Magens

Wenn der Magen knurrt oder sich der Bauch leer anfühlt, sprechen die östlichen Weisheitstraditionen von Magenhunger (stomach hunger). Dieser Hunger ist evolutionsbiologisch betrachtet ein Signal dafür, dass ein echter Bedarf nach Nahrung besteht und dient als Erinnerung daran, dass wir uns auf die Suche nach etwas Essbaren machen sollten.

5. Hunger des Herzens

Nicht nur ein Loch im Magen kann uns zum Essen verleiten, auch ein Loch in der Herzgegend. Wenn wir etwas essen, weil wir uns einsam fühlen, um uns zu trösten oder weil wir uns von einem Problem ablenken möchten, sprechen wir im Westen von emotionalem Hunger, die Buddhisten von Herzhunger (heart hunger).

Dieses Loch im Herzen mit physischer Nahrung stopfen zu wollen, ist jedoch keine gute Idee. Für unser emotionales Wohlbefinden wäre es viel besser, wir würden den Austausch mit anderen Menschen suchen und gut für unsere sozialen und emotionalen Bedürfnisse sorgen.

6. Hunger der Gedanken

Auch Gedanken können uns zum Essen animieren. Glaubenssätze wie *Das Frühstück ist die wichtigste Mahlzeit des Tages!* oder *Der Teller muss leer gegessen werden!* – führen dazu, dass wir ohne wirklichen Bedarf essen oder unser Sättigungsempfinden übergehen. Hier spricht man von Gedankenhunger (mind hunger), der bestimmte Regeln für die richtige Ernährungsweise aufstellt. Diese entsprechen aber selten unseren wirklichen Bedürfnissen, sondern sind geprägt durch frühkindliche Einflüsse von Erziehungspersonen und gesellschaftlichen Normen.

7. Hunger der Zellen

Wenn wir minderwertige, vitalstoffarme Nahrung essen, kann es passieren, dass wir mehr Kalorien aufnehmen als wir brauchen. Wir werden dann immer dicker, aber unsere Zellen bleiben trotzdem unterversorgt mit Stoffen, die sie für ihre Gesundheit und Funktion brauchen. Ist dies der Fall, meldet sich der sogenannte zelluläre Hunger (cellular hunger), der uns darauf aufmerksam machen möchte, dass uns wichtige Vitalstoffe fehlen.

Versuchen wir, diese Signale mit leeren Kalorienträgern zu stillen, geht dieser Schuss leider nach hinten los. Der verstärkte Konsum von minderwertiger Industrienahrung ist ein wichtiger Faktor, wieso wir uns trotz eines vollen Magens oft unbefriedigt und nicht wirklich satt fühlen. Mehr Vitalstoffe lautet hier die Devise.

→ **Stolperfallen aufdecken und Lösungen finden**
Es gibt viele Situationen, die uns dazu verleiten, ohne wirklichen Bedarf zu essen. Der Geburtstag vom Arbeitskollegen, der Geruch von Backwaren in der Fußgängerzone, die Einladung bei einem Besuch der Familie zu einem Stück Kuchen usw. Welche Trigger sind es bei Ihnen, die Sie besonders häufig zum Essen ohne wirklich Hunger zu haben verleiten? Hier existieren viele Möglichkeiten.

Wenn Sie wissen, welche Reize bei Ihnen typischerweise Appetit auslösen, sollten Sie gerade zu Beginn der Umstellung aufs Intervallfasten versuchen, diesen ganz aus dem Weg gehen. Falls dies nicht gelingen will, hilft es, in solchen Situationen besonders wachsam zu sein und sich immer wieder bewusst zu machen, dass Hunger in Wellen kommt und auch schnell wieder verschwindet, wenn wir ihm nicht nachgeben. Zu den typischen Auslösern für plötzlichen Appetit zählen zum Beispiel:

a) Einkauf
Fällt es Ihnen auch so schwer, beim Einkaufen den Verlockungen im Supermarkt zu widerstehen? Bei uns ist das jedenfalls so. Bei jedem Einkauf steigt der Impuls auf, etwas mitzunehmen, das wir am liebsten noch direkt auf dem Parkplatz oder auf dem Weg nach Hause essen wollen.

Wir empfehlen Ihnen, zumindest während der Umstellungszeit nicht hungrig einkaufen zu gehen. Mit leerem Magen fällt es den meisten Menschen besonders schwer, standhaft zu bleiben. Mit ein wenig Planung und Vorausschau können Sie den Einkauf mit Sicherheit so gestalten, dass Sie bereits vorher etwas gegessen haben. Es kann auch hilfreich sein, statt im Supermarkt auf Wochenmärkten einzukaufen. Denn hier lauern deutlich weniger ungünstige Verlockungen.

b) Fernsehabend
Wenn Sie bisher vorm Fernseher auf der Couch gesnackt haben, suchen Sie sich Alternativen. Eine Tasse Tee mit Vanille, Zimt oder anderen Gewürzen könnte hier vielleicht Abhilfe schaffen. Beschäftigen Sie Ihre Hände mit Handarbeit oder entscheiden Sie sich erst einmal gegen

den Fernsehabend, lesen Sie stattdessen ein Buch oder gönnen Sie sich ein Wohlfühlbad. Am besten legen Sie sich ein paar gute Strategien zurecht, die Ihnen in schwierigen Momenten helfen, in der Fastenphase standhaft zu bleiben.

Eine Regel, die vielen hilft, solche Appetittrigger zu vermeiden: Essen Sie zu Hause nur noch an einem fest gelegten Platz, zum Beispiel in der Küche oder im Esszimmer. Dadurch wird eine neue Gewohnheit etabliert, die Sie dabei unterstützt, andere Orte gar nicht mehr mit Essen in Verbindung zu bringen.

c) Arbeitsplatz
Oft sind es auch die Verlockungen am Arbeitsplatz, die uns den Arbeitsalltag versüßen sollen. In vielen Büros hat es sich etabliert, dass Süßigkeiten, Kekse oder andere Leckereien ständig präsent parat stehen. Ist es da ein Wunder, dass wir spätestens am Nachmittag schwach werden und zugreifen?

Die Kollegen zu bitten, für die kommenden Wochen die Süßigkeiten vor uns zu verstecken oder zumindest außerhalb unseres Sichtfeldes aufzubewahren, wird hoffentlich nicht auf taube Ohren stoßen. Manch einer freut sich vielleicht sogar über diesen Vorschlag, weil es ihm nicht anders geht als uns.

d) aufgewühlte Emotionen
Falls Sie ein emotionaler Esser sind, der bei intensiven Gefühlen gerne etwas nascht, achten Sie in der Umstellungsphase besonders gut auf sich. Machen Sie sich bewusst, dass es nicht wirklich funktioniert, Emotionen wegzuessen. Nach einem Stück Schokolade fühlen wir uns vielleicht eine Weile besser, aber das Bedürfnis nach Kontakt, Trost, einer Umarmung oder einem Gespräch mit lieben Menschen können wir nicht durch Essen befriedigen.

Hier wäre es viel sinnvoller, unserer wahren Bedürfnisse bewusst zu werden und uns Strategien zu überlegen, mit denen wir diese fernab von Essen befriedigen können. Einen Spaziergang im Wald, eine Meditation, ein heißes Bad oder ein kurzes Workout bringen viel mehr Erholung und Entspannung als ein Fernsehabend mit Schokolade und Chipstüte. Unausgeglichenheit und Langeweile lassen sich am besten durch ein neues Hobby oder einen Ausflug vertreiben, statt durch den Gang zum Schnellimbiss. Werden Sie kreativ und seien Sie es sich wert, gut für Ihre emotionalen Bedürfnisse zu sorgen.

e) Gewohnheit

Häufig ist es einfach die Macht der Gewohnheit, die uns zum Essen verführen möchte. Immer zur selben Zeit lockt die Kantine oder die Imbissbude, obwohl unser Körper vielleicht gar keinen echten Bedarf nach Nahrung hat. Wenn wir es gewohnt sind, Tag für Tag zu einer bestimmten Uhrzeit zu essen, bekommen wir schon allein deshalb Hunger. Spannenderweise steigt dann sogar der Gehalt an Ghrelin in unserem Blut. Ghrelin ist ein Hormon, das dafür sorgt, dass wir uns hungrig fühlen. Die Macht der Gewohnheit, immer zur selben Zeit zu essen, führt also tatsächlich zu Hunger, das ist keine bloße Einbildung!

Gewohnheiten lassen sich am besten dadurch auflösen, indem wir sie unterbrechen und durch ein neues Verhalten ersetzen. Intermittierendes Fasten ist ein hervorragendes Werkzeug, um den Gewohnheitshunger zu durchbrechen. Denn hierbei stellen wir die Regeln, wann wir essen, auf den Kopf. Sie werden sehen, es dauert nicht lange, bis Ihr Körper sich an neue Essenszeiten gewöhnt hat und der automatische Hunger zu bestimmten Uhrzeiten bzw. gewohnten Gelegenheiten der Vergangenheit angehört!

→ Das Hungergefühl hinterfragen

Seien Sie in der kommenden Woche vor allem in solchen Situationen wachsam, in denen Sie bisher gewöhnlich etwas gegessen haben. Von Natur aus richtet sich unser Hungergefühl nicht nach bestimmten Uhrzeiten, sondern hängt vom Energiebedarf unseres Körpers ab. Dieser jedoch ist ständigen Schwankungen unterzogen und richtet sich vor allem danach, was und wie viel wir in der letzten Mahlzeit gegessen haben. Logisch, oder? Lassen Sie diesen Gedanken ruhig erst einmal wirken und machen Sie sich bewusst, was das bedeutet.

Es lohnt sich jedenfalls, wenn wir unser Hungergefühl grundlegend hinterfragen. Nicht nur wann wir Hunger haben, sondern auch worauf wir Appetit verspüren und vor allem wie viel wir brauchen, sollten wir von Mahlzeit zu Mahlzeit immer wieder überprüfen. Es gibt keinen physiologischen Grund, jeden Tag um dieselbe Uhrzeit immer das Gleiche zu essen. Wenn wir Tag für Tag zur selben Zeit die gleichen Dinge essen, ist das ein sehr deutliches Zeichen dafür, wie sehr wir den Kontakt zu unserem Körpergefühl verloren haben. Auch das lässt sich recht schnell optimieren, vertrauen Sie darauf.

Beginnen Sie am besten noch heute damit, diese „Programmierungen" zu ändern! Die Macht der Gewohnheit ist zwar stark, lässt sich aber durch bewusstes Handeln durchbrechen. Zudem ist es ganz natürlich, dass wir an manchen Tagen mehr Hunger haben als an anderen. Wie groß unser Hunger ist, hängt schließlich auch davon ab, wie stark wir körperlich aktiv sind, aber auch vom Wetter, der Jahreszeit und unserem Gesundheitszustand. Indem wir unseren Essgewohnheiten nicht einfach nachgeben, sondern diese jedes Mal aufs Neue überprüfen und ihnen nur dann folgen, wenn es sich stimmig und richtig anfühlt, etwas zu essen, legen wir den Grundstein für eine neue Gewohnheit.

Extratipp: Fehlinterpretation von Durst als Hungergefühl
Manchmal steckt hinter einem Hungergefühl auch einfach nur Durst. So seltsam das auch klingen mag: Das Bedürfnis des Körpers nach Flüssigkeit wird häufig als Hunger interpretiert. Unser Gehirn reagiert nämlich sowohl bei Hunger als auch bei Durst mit einer Absenkung des Energieniveaus, weshalb Durst und Hunger leicht miteinander verwechselt werden können. Wenn wir bei aufkommenden Hungergefühlen zuerst einmal zwei große Gläser Wasser trinken, ist es gut möglich, dass der angebliche Hunger direkt wieder verschwindet. Das ist ein Zeichen dafür, dass wir Durst als Hunger interpretiert haben.

Überblick: Hunger ist nicht immer Hunger
Die häufigsten Auslöser für „falschen" Hunger:
- visuelle Stimulation durch den Anblick einer Speise (auch in Prospekten, Werbetafeln und im Fernsehen)
- Geruch oder die Erinnerung an den Geschmack einer Speise
- der bloße Gedanke an Essen

- Situationen und Gelegenheiten wie die Kekse im Büro, das Stück Kuchen beim Geburtstag oder der Anblick einer Bäckerei oder Imbissbude
- Gewohnheiten, die wir mit Essen in Verbindung bringen, wie der Fernsehabend auf der Couch, der Besuch bei der Familie oder die alltägliche Frühstücks- oder Mittagspause
- emotionale Faktoren
- Durst

Achten Sie in der kommenden Woche einmal darauf, warum Sie zu essen beginnen. Ist es wirklich Hunger und damit ein echter Bedarf Ihres Körpers nach Nahrung oder sind es andere Gründe, die Sie zum Essen verleiten?

Fragen Sie sich:
→ Wer hat hier Hunger? Welcher Teil in mir verlangt nach Nahrung?
→ Ist Essen hier wirklich die richtige Strategie?
→ Was braucht dieser Teil, was brauche ich wirklich, um „satt" zu werden?

Wenn Sie es schaffen, nur noch dann zu essen, wenn Sie wirklich hungrig sind, sind Sie einen großen Schritt weiter auf dem Weg zur inneren Balance zwischen Hunger und Sättigung.

echter Hunger = körperlicher Hunger → wirklicher Bedarf nach Energie und/oder Vitalstoffen	Appetit = Kopfhunger = emotionaler Hunger → gefühlter Hunger ohne wirklichen Bedarf nach Nahrung
- beginnt langsam und schleichend, kommt und geht in Wellen	- beginnt plötzlich und kann von einem zum nächsten Moment sehr stark werden – selbst dann, wenn wir kurz zuvor ausreichend gegessen haben
- gibt sich mit Vielem zufrieden und ist nicht wählerisch	- gibt sich nur mit bestimmten Dingen zufrieden, z. B. mit Schokolade, Bratwurst

• nach dem Essen fühlt man sich zufrieden und satt	usw. • nach dem Essen fühlt man sich nur kurzzeitig zufrieden, oft plagt hinterher ein schlechtes Gewissen
• ist genügsam und gut kontrollierbar	• ist nimmersatt, will immer mehr und hat uns unter Kontrolle
• verschwindet, wenn man satt ist	• oft auch noch bei bereits vollem Magen vorhanden

3. Sättigung: Nur, wer sich regelmäßig satt isst, kann Hunger genießen lernen

Hunger ist nur die eine Seite der Medaille, mit der wir uns in dieser Woche beschäftigen. Denn Sättigung und Hunger gehören zusammen, und erst in ihrem gegenseitigen Wechselspiel können Phasen ohne Nahrung genussvoll erlebt werden. Ganz nach dem Motto „Nur, wer sich regelmäßig satt isst, kann Hunger phasenweise genießen", legen wir den Fokus in der ersten Woche daher auch auf das Thema Sättigung. Es geht darum, herauszufinden, wann Sie genug gesessen haben und sich wirklich satt fühlen. Auch hier stellt sich die Frage, was bedeutet Sättigung eigentlich? Wann bin ich satt? Wie fühlt sich richtige Sättigung an?

Sättigung wahrnehmen und erkennen

Während wir die Signale unseres Körpers oft zu voreilig als Hunger interpretieren, liegen die Probleme beim Thema Sättigung an ganz anderer Stelle. Entweder wir sind gegenüber unseren Sättigungssignalen derart abgestumpft, dass wir sie einfach ignorieren und mehr essen als uns gut tut, oder aber, wir trauen uns aufgrund der Angst vor zu vielen Kalorien und einer daraus resultierenden Gewichtszunahme gar nicht mehr, uns richtig satt zu essen. Das wollen wir in dieser Woche ändern.

→ **Was ist zelluläre Sättigung?**

Ähnlich, wie wir echten Hunger erst erleben können, wenn kein Vitalstoffmangel vorliegt, so können wir echte Sättigung nur dann erfahren, wenn wir auch Hungerphasen zulassen. Ständiges Essen erschwert nämlich die Nährstoffaufnahme der Zellen. Neben der heute leider oft minderwertigen Qualität unserer Nahrung ist permanentes Essen einer der Hauptgründe für die schlechte Versorgung unserer Zellen. Wir brauchen, ähnlich wie Ebbe und Flut, die beiden Extremzustände (Hunger und Sättigung) damit der Nährstofftransport in die Zellen optimal funktioniert. Was wir bisher als Sättigung interpretiert haben, ist lediglich ein Völlegefühl und liegt fernab echter zellulärer Sättigung.

Da unsere Zellen bei den heutigen Ernährungsgewohnheiten nur selten ausreichend alle benötigten Stoffe bekommen, herrscht ein chronischer Vitalstoffmangel vor. Deshalb fällt es uns oft so schwer, zum richtigen Zeitpunkt mit dem Essen aufzuhören. Obwohl unser Magen immer voller wird, merken wir, dass irgendetwas fehlt. Das führt dann dazu, dass wir uns ständig überessen.

Wenn das häufig genug passiert, stumpfen wir gegenüber unserem natürlichen Sättigungsempfinden immer weiter ab. Die Sättigungsgrenze wird chronisch übertreten. Wir müssen dann tatsächlich mehr essen, als wir eigentlich bräuchten, um uns satt zu fühlen. Irgendwann verwechseln wir Sattheit nur noch mit einem Völlegefühl, das sich bei genauerer Betrachtung eigentlich ziemlich unangenehm anfühlt.

Wenn uns das, was wir essen, anschließend wie ein Stein im Magen liegt und unser Energieniveau sinkt, ist das kein Zeichen für gesunde Sättigung. Viele von uns haben sich bereits daran gewöhnt, dass sie sich nach dem Mittagessen erst einmal hinlegen müssen oder eine Tasse Kaffee brauchen. Hier läuft einiges falsch!

Wenn wir mit dem Essen zum richtigen Zeitpunkt aufhören, kann dies eine sehr befriedigende und angenehme Wirkung auf uns haben. Vielleicht fühlen wir uns dann wirklich erst einmal entspannt und befriedigt, aber das Essen liegt uns nicht wie ein Stein im Magen und raubt uns keine Energie. Wir fühlen uns dann nach einer Mahlzeit einfach gut ernährt und befriedigt, statt überfüllt. Gesunder Hunger und richtige Sättigung fühlen sich eigentlich immer positiv an.

Wenn erst einmal wieder Ihr natürliches Gespür für Sättigung geweckt ist, werden Sie eine neue Ebene an Befriedigung erfahren, die Sie schon bald nicht mehr missen möchten.

Überessen macht nicht satt, sondern voll. Und das ist genauso kontraproduktiv, wie zu wenig zu essen. Aus Angst vor einer Gewichtszunahme trauen sich vor allem Frauen oft nicht mehr, sich wirklich satt zu essen. Wer regelmäßig zu wenig isst, provoziert Heißhungerattacken und erhöht das Risiko, zwischen den Mahlzeiten zu snacken. Mit jeder Zwischenmahlzeit, selbst wenn diese nur wenig Kalorien liefert, steigt der Insulinspiegel und schon wieder befindet sich unser Körper im Speichermodus. Dadurch wird die Fettverbrennung gestoppt. Für einen gesunden Körperfettanteil und unser Verdauungs- und Hormonsystem ist es viel vorteilhafter, zu den Mahlzeiten großzügig zu essen und dafür ohne Zwischenmahlzeiten auszukommen.

→ **Wann bin ich satt?**
In dieser Woche geht es also darum, herauszufinden, wie viel Nahrung Sie zu den Mahlzeiten wirklich brauchen, um sich angenehm satt zu fühlen und ohne Zwischensnacks auszukommen. Sie sollten weder zu wenig noch zu viel essen, beides ist kontraproduktiv. Doch welche Menge ist genug? Wie fühlt sich richtige Sättigung an?

Wie viel ist genug?
Grundsätzlich gilt, es gibt nicht nur einen Faktor, der für das Gefühl von Sättigung verantwortlich ist. Viele verschiedene Faktoren beeinflussen unser Sättigungsgefühl. Der erste Impuls für Sättigung wird über den Füllungszustand des Magens ausgelöst. Sobald Nahrung in den Magen gelangt, registrieren dies die sogenannten Dehnungsrezeptoren in der Magenwand. Diese signalisieren dem Gehirn, wie voll der Magen ist.

Achten Sie ab sofort einfach einmal darauf, wie viel Nahrungsmenge Sie benötigen, um diese Kommunikation zwischen Magen und Gehirn wahrzunehmen. Sobald der Magen voll ist, veranlasst das Gehirn die Ausschüttung von Sättigungsbotenstoffen.

Sättigungssignale brauchen eine Weile, bis wir sie wahrnehmen
Die Kommunikation zwischen dem Verdauungstrakt und unserem Gehirn braucht eine gewisse Zeit. Das Sättigungsempfinden tritt mit einigen Minuten Verzögerung ein. Das heißt, wir können es erst wahrnehmen, nachdem der Punkt der Sättigung bereits überschritten ist. Deshalb ist es so wichtig, langsam und bewusst zu essen.

Bleiben Sie wachsam beim Essen und geben Sie Ihrem Körper die Zeit, die er braucht, um Sie darüber zu informieren, wann er genug hat. Essen Sie ohne Ablenkung, kauen Sie jeden Bissen gründlich und legen Sie zwischendurch auch mal das Besteck aus der Hand. All das kann helfen, die Nahrungsaufnahme ein wenig zu entschleunigen und sich für die Signale Ihres Körpers zu sensibilisieren. Fragen Sie sich zwischendurch ruhig immer mal wieder, ob es bereits genug ist, ob Sie schon ausreichend satt sind oder ob es noch ein wenig mehr sein darf?

Über den Unsinn der Zweidrittel-Regel
Manchmal trifft man auf die Empfehlung, sich nicht ganz satt zu essen, sondern nur so viel zu essen, bis der Magen zu zwei Drittel gefüllt ist. Davon abgesehen, dass es in unseren Augen keinen Sinn macht, hungrig vom Tisch aufzustehen, ist es uns ein Rätsel, wie man diesen Punkt erspüren soll. Uns jedenfalls fällt es viel leichter, die Essenspause ohne Gelüste zu überstehen, wenn wir uns zu den Mahlzeiten wirklich satt essen.

Sehr wahrscheinlich werden Sie die Erfahrung machen, dass Sie nicht zu jeder Mahlzeit und nicht an jedem Tag dieselbe Nahrungsmenge brauchen. Manchmal reicht vielleicht schon die Hälfte einer normalen Portion, manchmal hingegen will der Körper noch einen Nachschlag. Das ist ganz normal, denn unser Hunger- und Sättigungsmechanismus unterliegt natürlichen Schwankungen. Wir sind nicht jeden Tag gleich hungrig. Unser Hunger hängt von vielen Faktoren ab. So haben wir eventuell an Tagen, an denen wir uns körperlich stark verausgaben, einen größeren Bedarf nach Nahrung als an Tagen, an denen wir hauptsächlich im Büro am Schreibtisch sitzen oder uns zu Hause auf der Couch entspannen. Des Weiteren spielen auch Nahrungszusammensetzung und die Wahl der Lebensmittel eine Rolle, wie schnell und wie lange wir satt sind. Unsere Zellen brauchen vor allem Mikronährstoffe (= Mineralien, Vitamine und sekundäre Pflanzenstoffe) statt Makronährstoffe (= Energie in Form von Kalorien). Die meisten Menschen sind erstaunt, wie wenig Nahrungsmenge bzw. wie wenig Kalorien sie benötigen, wenn die Vitalstoffversorgung stimmt. Eine wundervolle Erfahrung ist, sich ohne überfüllten Magen angenehm gesättigt zu fühlen.

Wie ist das bei Ihnen? Nach welchen Mahlzeiten fühlen Sie sich besonders gut gesättigt? Und nach welchen Nahrungsmitteln haben Sie schon kurze Zeit nach dem letzten Bissen wieder Hunger? Tiefkühlkost, Fastfood oder andere leere Kalorienträger füllen zwar für kurze Zeit unseren Magen. Doch wie lange hält das vor? Wenn unsere Zellen nicht die Stoffe erhalten, die sie benötigen, bekommen wir selbst nach einer üppigen Mahlzeit verhältnismäßig schnell wieder Hunger.

Wenn Sie möchten, können Sie in dieser Woche ein wenig herum experimentieren. Vergleichen Sie, welchen Unterschied es in Bezug auf Ihr Sättigungsempfinden macht, ob Sie leere Kalorienträger in Form von Fastfood, Kantinenessen, Fertiggerichten, Süßigkeiten oder Weißmehlprodukten zu sich nehmen oder ob Sie stattdessen eine Mahlzeit aus frischen, vollwertigen Lebensmitteln essen. Solche Experimente können ganz schön erhellend sein.

→ **Keine Angst vorm Satt-Essen!**
Beim intermittierenden Fasten geht es nicht darum, weniger zu essen oder Kalorien einzusparen. Es geht darum, in einem bestimmten Zeitfenster nichts zu essen und die Nahrungsaufnahme des Tages auf eine bestimmte Zeitspanne zu beschränken. Dabei ergibt es sich zwar oft von selbst, dass man weniger isst, wobei dies nicht das eigentliche Ziel ist. Das eigentliche Ziel sind die bewusst eingelegten täglichen Auszeiten vom Essen, die wir unserem Körper gönnen, während derer genügend Zeit für Reinigung und Regeneration bleibt. Es geht also nicht darum, gezielt weniger zu essen, sondern weniger häufig, sprich seltener.

Eine Mahlzeit zu beenden, bevor wir wirklich satt sind, ist auf Dauer eher nachteilig! Sich satt zu essen ist wichtig. Zum einen damit wir gut durch die längeren Essenspausen kommen und zum anderen, weil sich erst dadurch das volle Potenzial der Essenspausen entfaltet. Die beiden Extreme von Hunger und Sättigung bedürfen und bedingen sich gegenseitig. Nur, wer hungrig ist, kann auch richtig satt werden. Und nur, wer zellulär gesättigt und gut mit Vitalstoffen versorgt ist, kann gesunden Hunger entwickeln und genießen. Beide Phasen sind wichtig und profitieren voneinander.

Da wir beim intermittierenden Fasten nicht mehr so häufig essen, ist es umso wichtiger, dass wir uns während des Essensfensters angenehm satt essen. Viele fürchten sich unbewusst davor, weil sie glauben, dass viel essen dick macht. Der eigentliche Grund für eine Gewichtszunahme liegt jedoch nicht in der Kalorienanzahl, sondern darin, dass wir zu häufig essen. Bei jeder Mahlzeit steigt der Insulinspiegel und sorgt dafür, dass die aufgenommenen Kalorien, die wir nicht zur Deckung des aktuellen Energiebedarfs benötigen, in unserem Fettgewebe eingelagert werden. Gleichzeitig blockieren hohe Insulinspiegel die Fettverbrennung.

Vergessen Sie die weit verbreitete Aussage, dass regelmäßige Mahlzeiten notwendig sind, um den Stoffwechsel auf Trab zu halten. Das sind gefährliche Halbwahrheiten, die schon viel Leid verursacht haben. Wenn wir alle paar Stunden etwas essen, haben wir dauerhaft erhöhte Insulinwerte. Dann kann der Körper kein Fett verbrennen und bildet sogar noch zusätzliches Fettgewebe. Durch die täglichen Essenspausen hat Ihr Körper die Möglichkeit, in die hormonelle Balance zu kommen. Sobald der Insulinspiegel während der Essenspause sinkt, kann der Körper auf eingelagerte Reserven aus dem Fettgewebe zurückgreifen. Sie werden erstaunt sein, wie viel Sie dann essen können, ohne zuzunehmen! Höchstwahrscheinlich wird sich Ihr Körperfettanteil sogar reduzieren, ohne dass Sie auf Kalorien oder bestimmte Nahrungsmittel verzichten müssen. Intermittierendes Fasten ermöglicht es, dass wir uns wieder ohne schlechtes Gewissen, angenehm satt essen können. Wie wundervoll!

Fazit Stufe 1
Jetzt wissen Sie also, worauf Sie in dieser Woche achten sollten. Viele unserer Klienten sind ganz verwundert darüber, dass sie allein dadurch, seltener und weniger essen, indem sie wieder verstärkt auf ihre Hunger- und Sättigungsgefühle achten. Der Bedarf an Snacks und Zwischenmahlzeiten erledigt sich so oft ganz nebenbei – ein erster und wichtiger Schritt für die täglichen Auszeiten vom Essen.

Mit jeder Mahlzeit, jeder Zwischenmahlzeit und jedem Snack setzen wir die Insulinproduktion in Gang und unser Körper ist dann durchgehend mit der Einlagerung und Einspeicherung beschäftigt. Zugleich wird die Körperfettverbrennung gehemmt. Das Weglassen von Zwischenmahlzeiten ist ein erster Schritt, der bei gesunden Menschen bereits ausreichen kann, damit sich der Insulinspiegel reguliert. Wir sind gespannt, was bei Ihnen in Gang kommt und freuen uns über Ihre Rückmeldung!

Und falls es noch nicht so ganz klappen sollte, nur dann zu essen, wenn Sie hungrig sind und aufzuhören, sobald Sie satt sind, keine Panik! Auf der nächsten Stufe schauen wir uns an, welche Ursachen das haben kann und Sie erhalten konkrete Tipps, die Ihnen das Fasten erleichtern.

Bonusaufgabe Stufe 1: Achtsam essen in entspannter Atmosphäre
Tägliche Auszeiten vom Essen fördern die zelluläre Sättigung. Je mehr Zeit wir unseren Organen und Zellen zur Reinigung und Regeneration lassen, desto effektiver können die danach aufgenommenen Nährstoffe verwertet werden. Nur, wenn wir regelmäßig Platz schaffen und der Körper den angesammelten Stoffwechselmüll abtransportieren kann, können neue Nährstoffe effizient aufgenommen und verwertet werden. Der Spruch „Wir verhungern bei vollen Mägen!" ist nicht aus der Luft gegriffen. Zelluläre Sättigung hängt allerdings nicht nur davon ab, *was* und *wann* wir essen, sondern auch *wie* wir essen! Eine entspannte und angenehme Atmosphäre, in der wir uns die Zeit zum Genießen nehmen, ist mindestens genauso wichtig!

Stress führt zu einer Insulinresistenz der Zellen, wodurch die Aufnahme der Nährstoffe blockiert ist. Insulinresistenz verhindert zelluläre

Sättigung! Das Grübeln über Probleme oder eine Diskussion mit Mitmenschen ist genauso kontraproduktiv für die Nährstoffaufnahme wie das Essen vor Bildschirmen. Digitale Reize können zu Verwertungsstörungen und Unverträglichkeiten von Nahrungsmitteln führen.

Wir wollen Sie ermutigen, während des Programms zumindest die Hauptmahlzeit des Tages in bewusster und achtsamer Atmosphäre einzunehmen. Sind Sie mit Ihrer Aufmerksamkeit beim Essen und lassen Sie sich genug Zeit zum Genießen? Fühlen Sie sich entspannt oder könnte es Ihnen helfen, mit einem kleinen Ritual die Mahlzeit einzuleiten, um sich und Ihre Zellen auf die Nahrungsaufnahme besser vorzubereiten?

Wie Sie inzwischen wissen, werden die ersten Schritte der Verdauung bereits beim Anblick und Geruch einer Speise in Gang gesetzt. Es lohnt sich also, das, was Sie essen, schön anzurichten und sich vor dem Essen einen Moment zu besinnen. Genießen Sie ganz bewusst zumindest die ersten Bissen, kauen sie diese gründlich, das stimuliert die Produktion der Verdauungssäfte, wodurch Bekömmlichkeit und Nährstoffaufnahme verbessert werden. Längeres Kauen sorgt zudem für mehr Genuss beim Essen. Die feinen Geschmacksnuancen einer Speise entfalten sich oft erst beim gründlichen und genüsslichen Kauen. Unsere Geschmacksnerven befinden sich auf der Zunge und nicht im Magen. Je länger wir einen Bissen im Mund behalten, desto besser kann sich unser Verdauungssystem auf die Nahrung einstellen, während gleichzeitig der kulinarische Genuss steigt. Vermeiden Sie also Hektik und Ablenkungen beim Essen und nehmen Sie sich bewusst die Zeit zum Schmecken und Genießen.

Entspannung und Entschleunigung beim Essen lohnen sich auf allen Ebenen, probieren Sie es aus!

Tipp: Ernährungstagebuch als Begleiter auf Ihrem Weg zum eigenen Ernährungsexperten
Die nächsten Wochen werden spannend! Sie werden viel über sich selbst und Ihren Körper erfahren. Wie macht sich Hunger bemerkbar? Wo liegt der Unterschied zwischen echtem Hunger und Appetit? Welche Lebensmittel führen bei Ihnen zu lang anhaltender Sättigung und

Zufriedenheit? Und wann fühlen Sie sich eher träge und schlapp und bekommen gleich wieder Hunger?

Im Laufe des Programms werden wir Sie immer wieder dazu anhalten, sich und Ihr Essverhalten genau zu beobachten. Nur so können Sie herausfinden, welche Ernährung Ihnen gut tut und zu Ihrem eigenen Ernährungsexperten werden. Denn genau darum geht es letztendlich in unserem Programm. Sie sollen wieder Zugang zu den Bedürfnissen Ihres Körpers bekommen und Ihr Vertrauen darin stärken, dass er am besten weiß, was gut für Sie ist. Allgemeingültige Empfehlungen sind hier fehl am Platz. Es kann nicht die eine Ernährungsform für alle geben. Werden Sie deshalb zum Experten für Ihre eigene Optimal-Ernährung! Dann brauchen Sie auch nicht mehr blindlings jedem neuen Ernährungstrend hinterher zu laufen. Sie werden sehen, dass auf diese Weise mehr Entspannung und Gelassenheit in das Thema Ernährung einfließen.

Auf dem Weg dorthin kann es sinnvoll sein, Ihre Beobachtungen schriftlich festzuhalten. So können Sie Veränderungen besser beobachten und Ihre Fortschritte auch rückwirkend nachvollziehen. Denn nur allzu schnell vergessen wir, wo wir noch vor wenigen Wochen gestanden haben. Es lohnt sich also, ein Ernährungstagebuch anzulegen und die wichtigsten Erkenntnisse hier festzuhalten.

Stufe 2: Hunger und Sättigung zelebrieren und genießen lernen

Das erwartet Sie auf Stufe 2:
- Hunger zulassen und genießen lernen.
- Tiefere Einblicke in den biologischen Sinn von Hunger und die dabei ablaufenden Prozesse im Körper.
- Eine neue, positive Einstellung zu Hunger: Hunger ist unser Freund!
- Aufräumen mit falschen Glaubenssätzen in Bezug auf Hunger und Fasten.
- Tipps gegen unangenehme Hungergefühle.
- Mehr Genuss beim Essen durch gesunden Hunger, denn Hunger ist bekanntlich der beste Koch.

Die Challenge in dieser Woche lautet: Hunger zulassen und die Phasen ohne Nahrung allmählich ausdehnen. Parallel dazu geht es darum, wieder mehr Genuss und Freude beim Essen zu erleben.

Herzlich willkommen auf Stufe 2 des Programms. Wie ist es Ihnen mit den Herausforderungen der ersten Stufe ergangen? Wahrscheinlich haben Sie bereits jetzt schon wieder ein besseres Gespür dafür, wann Sie hungrig und wann Sie satt sind. Ab sofort geht es darum, noch tiefer in diese beiden Phasen einzutauchen und sowohl Hunger als auch Sättigung bewusst zu genießen. Das funktioniert am besten, indem wir beginnen, die Phasen ohne Nahrung langsam auszudehnen. Hunger setzt Hormone frei, die unseren Energielevel anheben. Sie erleben dadurch, dass sich Hunger durchaus angenehm anfühlen kann und Ihnen Energie und Klarheit schenkt. Währenddessen werden Sie die Erfahrung machen, dass längere Phasen ohne Nahrung anschließend den Genuss beim Essen steigern. Denn Hunger ist ja bekanntlich der beste Koch! Das klingt verlockend, oder?

1. Hunger zulassen und die Phasen ohne Nahrung langsam ausdehnen

Nachdem Sie in der ersten Woche wieder bewusst auf Ihr Hungergefühl geachtet und nur dann gegessen haben, wenn Sie wirklich hungrig waren, gehen wir jetzt auf Stufe 2 noch einen Schritt weiter. Wir versuchen, Hunger bewusst zuzulassen, anstelle ihn wie gewohnt durch sofortiges Essen zu stillen. Wir möchten Sie dazu einladen, ein wenig mit Ihrem Hungergefühl zu experimentieren. Wie lange können Sie das Hungergefühl zulassen und hinauszögern, ohne etwas essen zu müssen? Es geht hier nicht darum, über Grenzen zu gehen, sondern lediglich darum, die Nahrungsaufnahme ein wenig nach hinten zu verschieben. Versuchen Sie Ihr Hungergefühl anzunehmen und ihm etwas Positives abzugewinnen. Wagen Sie den Versuch, das belebende und aktivierende Gefühl, das durch gesunden Hunger ausgelöst wird, zu erfahren. Indem Sie sich den positiven Eigenschaften von Hunger öffnen, werden Sie die Essenspausen nicht länger als Verzicht, sondern als Gewinn erleben können.

→ Freundschaft mit dem Hunger schließen – Über die positiven Auswirkungen von Hunger

Bevor wir uns um die praktische Umsetzung kümmern, möchten wir Ihnen „Appetit" auf Hunger machen! Wir wollen kurz erläutern, welche Vorzüge regelmäßige Essenspausen mit sich bringen. Hunger ist leider bei vielen von uns immer noch mit negativen Assoziationen verknüpft. Wir haben abgespeichert, dass sich Hunger unangenehm anfühlt, weil dann die Stimmung kippt und die Leistung abfällt. Wir glauben deshalb, es sei besser, Hunger zu vermeiden. Wir essen mehr oder weniger vorbeugend, um dem Hungergefühl aus dem Weg zu gehen, und wollen es erst gar nicht so weit kommen lassen, dass wir wirklich hungrig werden. Echter Hunger hat heutzutage kaum noch eine Chance. Doch das ist keine gute Idee. Denn Hunger ist unser Freund!

Hunger ist unser Freund oder über den Unsinn vom ständigen Essen

„Sechsmal am Tag zu essen, ist vollkommen unphysiologisch. Die Zellen brauchen Zeit, um sich zu säubern und ihren Abfall zu recyceln. Einmal am Tag sollte man den Hunger richtig spüren. Begrüßen Sie ihn wie einen Freund, denn dann wird Ihr Körper aufgeräumt", so der Alterungs-Forscher Dr. Frank Madeo von der Universität Graz.[34]

Das passiert, wenn wir Hunger haben
Hunger bzw. Phasen ohne Nahrung sind sehr wertvoll für unsere Gesundheit und unsere körperliche und geistige Leistungsfähigkeit. Der Körper produziert dann verschiedene Substanzen wie z. B. cAMP, Foxa2, gesunde Mengen an Adrenalin, Glukagon und HGH, die die Regeneration unserer Zellen und Gewebe einleiten und uns zugleich wach und leistungsfähig machen. Darüber hinaus sinkt der Insulinspiegel und der Körper schaltet um in den Fettverbrennungsmodus. Überflüssiges Fettgewebe wird dann zur Deckung unseres Energiebedarfs genutzt. Währenddessen können sich die Zellen von Insulinresistenz aufgrund ständig erhöhter Insulinspiegel regenerieren. Dadurch steigt die Insulinsensitivität wieder an – ein wichtiger Faktor bei der Prävention von Hyperinsulinämie, Diabetes, Fettleber und anderen Stoffwechselerkrankungen.

Zugleich wird die Produktion des verjüngenden Wachstumshormons HGH stimuliert und die Ausschüttung von Sirtuinen gefördert. Beide Substanzen sind wichtig, um unsere Zellen zu regenerieren, Knochen und Muskelmasse zu schützen und neu zu bilden. In Phasen ohne Nahrung hat der Körper die Möglichkeit, interne Reinigungs- und Aufräumarbeiten zu verstärken (Stichwort Autophagie), bei dem die Zellen von falsch gefalteten Proteinen und anderen belastenden Stoffen befreit werden. Dieser Proteinmüll, der im Stoffwechsel zwangsläufig anfällt, gilt als ein Hauptkriterium für Alterung. Je effektiver und regelmäßiger unser Körper solchen Ballast abbauen kann, umso größer ist die Wahr-

---

34 www.wissenschaft.de/gesundheit-medizin/fasten-fuer-ein-langes-leben/

scheinlichkeit, dass wir ein hohes Lebensalter erreichen und dabei geistig und körperlich fit und gesund bleiben.

Unterstützt wird dieser Prozess dadurch, dass sich die DNA, der genetische Code unserer Zellen, in Zeiten ohne Nahrung besonders gut regeneriert. Während sich unser Körper im Hungerzustand befindet, werden Schäden in der DNA repariert!

Die DNA können Sie sich wie eine Art Schnürsenkel vorstellen, die am Ende eine Plastikkappe haben, um zu verhindern, dass die Schnürsenkel ausfransen. Mit jeder Zellteilung werden diese Endkappen auf unserer DNA etwas kürzer. Wenn sie auf eine bestimmte Größe geschrumpft sind, startet die Zelle den programmierten Zelltod oder hört auf, sich zu teilen. An der Länge der Endkappen, die als Telomere bezeichnet werden, kann man sozusagen unser biologisches Alter ablesen.

Die Telomerase ist ein Enzym, das die Telomer-Endkappen immer wieder repariert und verlängert. Bei Hunger wird dieses Enzym besonders aktiv und sorgt dann für eine möglichst lange Zellerhaltung. Hunger wirkt also belebend und verjüngend zugleich. Fasten kehrt unsere biologische Zellalterung sozusagen um!

Macht Hunger denn nicht müde und schlapp?
Hungerzeiten kamen regelmäßig in der Menschheitsgeschichte vor. Unsere Vorfahren mussten aufgrund von Umwelteinflüssen wie Naturkatastrophen, Dürrephasen oder Kriegen immer mal wieder Hungersnöte und Phasen der Nahrungsknappheit überstehen. Die Möglichkeit, Vorräte anzulegen, war äußerst beschränkt. Tiefkühltruhen, Supermärkte und Restaurants gab es damals noch nicht. Der menschliche Körper musste deshalb Mechanismen entwickeln, um Hungerphasen möglichst lange überstehen zu können. Wenn keine Nahrung zur Deckung des Energiebedarfs zur Verfügung steht, schaltet unser Stoffwechsel um auf die Energiegewinnung aus eingelagerten Reserven, insbesondere dem Fettgewebe. Selbst bei schlanken Menschen reichen diese Reserven aus, um einen Monat oder länger ohne Nahrung auszukommen.

Gut zu wissen: Solange unser Stoffwechsel gesund und flexibel ist, verläuft diese Umstellung problemlos. Leider ist dies heute nur noch selten der Fall. Aufgrund der heutigen Ernährungsgewohnheiten mit zu häufigen Mahlzeiten und vielen raffinierten Kohlenhydraten hat unser Körper verlernt, seinen Energiebedarf aus den gespeicherten Reserven zu decken. Wir sind dann mehr oder weniger stark abhängig von einer regelmäßigen Nahrungszufuhr. Das geht so weit, dass wir alle paar Stunden essen müssen, wenn wir uns gut fühlen wollen. Doch genauso wie wir einen Muskel trainieren können, lässt sich auch unser Stoffwechsel ganz gezielt trainieren. Und genau das tun wir mit diesem Programm.

In den nächsten Wochen gewöhnen wir unseren Körper wieder daran, natürlich auf Phasen ohne Nahrung zu reagieren. Auch, wenn sich diese Umstellung anfangs ungewohnt und vielleicht sogar unangenehm anfühlen mag, die Energiegewinnung aus körpereigenen Reserven ist fester Bestandteil unseres genetischen Codes. Es dauert nicht lange, bis sich der Körper wieder daran erinnert. Sobald unser Stoffwechsel flexibel in der Energiegewinnung ist, werden wir die Vorzüge von Hunger wieder genießen können!

Phasen ohne Nahrung waren ursprünglich schon immer ein fester Bestandteil des alltäglichen Lebens. Würden wenige Stunden ohne Nahrung zu Schwäche führen, hätte dies unser physisches Überleben erheblich beeinträchtigt. Das Gegenteil ist der Fall!

Phasen ohne Nahrung führen dazu, dass cAMP (= cyclisches Adenosinmonophosphat) und Adrenalin ausgeschüttet werden, Stoffe, die uns wach und leistungsfähig machen. Dadurch erhöhen sich die Chancen, erfolgreich Nahrung zu beschaffen.

Hunger dient nicht nur als Signal, umgehend etwas zu essen, sondern auch als Motivation zur Nahrungsbeschaffung. Da unsere Vorfahren keine Nahrungsvorräte anlegen oder täglich Lebensmittel im Supermarkt besorgen konnten, mussten sie zuerst körperlich aktiv werden und durch Jagen oder Sammeln ihre Nahrung beschaffen. Das war oft anstrengend und mühsam und erforderte Kraft, Ausdauer und Konzentration. Evolutionsbiologisch musste der Mensch also immer zuerst Energie investieren und sich körperlich betätigen, um satt werden zu können. Es ist also gar nicht nötig, beim ersten Anzeichen von Hunger, sofort etwas zu essen. Unser System ist sogar darauf eingestellt, dass wir bei Hunger körperlich aktiv werden!

Aus diesem Grund produziert der Körper in Hungerphasen anregende Botenstoffe, die unsere Leistungsfähigkeit steigern. Wir sind dann körperlich besonders leistungsstark, geistig klar und fokussiert, wodurch unsere Chancen auf eine erfolgreiche Nahrungsbeschaffung steigen. Aus evolutionären Gründen funktioniert unser Körper so, dass er bei Hunger einen Energieschub durch die erwähnten Botenstoffe und Enzyme erhält, um sich dann körperlich in Bewegung setzen zu können und nach Nahrung zu suchen. Währenddessen werden gespeicherte Nährstoffe und eingelagertes Körperfett zur Energiegewinnung verbrannt. Gleichzeitig werden die Funktionen der Verdauungsorgane reduziert, damit das Blut den Muskeln zur Verfügung steht.

Auch in der heutigen Zeit können wir die Vorzüge solcher Phasen ohne Nahrung nutzen und zwar, um ausreichend Energie und Kreativität für die Bewältigung unserer alltäglichen Angelegenheiten zu haben. Währenddessen bauen wir ganz nebenbei überflüsige Pfunde ab und die körpereigenen Müll- und Recyclingprogramme laufen auf Hochtouren.

Zu essen, ohne dass wir hungrig sind, wirkt sich äußerst nachteilig auf uns aus und führt zu:	**Nur dann zu essen, wenn wir wirklich Hunger haben, hat folgende Vorteile:**
• Nährstoff- und Energiemangel • Verdauungsproblemen, Durchfall, Sodbrennen, Völlegefühl, Blähungen, Verstopfung • verlangsamtem Stoffwechsel • Verschlackung des Darms und erschwerter Ausscheidung von Abfall- und Gift-	• wir unterstützen und fördern unsere Verdauungsorgane • wir erhöhen die Nährstoffausbeute aus der Nahrung • wir werden leistungsfähiger und energiegeladener • wir beschleunigen den Stoffwechsel • wir beugen Fetteinlagerung vor und kurbeln die Fett-

- stoffen
- Besiedelung mit schädlichen Bakterienstämmen und Pilzkulturen
- Überlastung der Leber
- erschwerter Regeneration
- vorzeitigem Altern
- verstärkter Bildung von Unterhautfettgewebe

- verbrennung an
- wir entlasten unsere Leber
- wir unterstützen die Reinigungskräfte unseres Körpers
- unsere Zellen bleiben dadurch länger funktionsfähig

Die Aufgabe in dieser Woche lautet daher: Hunger bewusst ausdehnen!

→ **Tipps für die Umsetzung**
Es lohnt sich also definitiv, die tägliche Essenspause auszudehnen und tiefer in das Gefühl von gesundem Hunger einzutauchen (zur Erinnerung: Hunger kommt und geht in Wellen → das heißt, er verschwindet von alleine wieder, selbst wenn wir nichts essen!). Sie brauchen es dabei nicht zu übertreiben, es geht lediglich darum, dass Sie ein wenig mit dem Hungergefühl experimentieren. Beobachten Sie, wie lange Sie trotz aufkommendem Hunger bei Laune bleiben können. Erst, wenn Sie das Gefühl haben, dass Ihre Stimmung kippt und Ihr Energieniveau zu sehr absinkt, beginnen Sie zu essen. Allein dadurch wird sich einiges in Ihrem Bewusstsein verändern. Möglicherweise kommen Sie plötzlich mit einer Mahlzeit weniger am Tag aus oder lassen zumindest die Zwischenmahlzeiten weg.

Wenn Sie es schaffen, vier bis sechs Stunden zwischen den Mahlzeiten vergehen zu lassen, hat das bereits erste positive Effekte, besonders für Ihre Darmgesundheit. Der Darm ist für seine Reinigung auf mehrstündige Ruhephasen angewiesen. Beobachten Sie einfach mal, was passiert, wenn Sie jeweils so lange mit dem Essen warten, wie es sich für Sie stimmig anfühlt. Es lohnt sich, Ihre Beobachtungen wieder schriftlich festzuhalten.

Das Frühstück als ideale Möglichkeit zum Üben
Wenn wir morgens wach werden, haben wir bereits etliche Stunden ohne Nahrung hinter uns. Es bietet sich daher geradezu an, das Frühstück ein wenig nach hinten zu verschieben und so die nächtliche Essenspause zu verlängern. Für diejenigen, die morgens sowieso keinen Hunger haben und bisher nur aus Gewohnheit oder aufgrund falscher Glaubensvorstellungen gefrühstückt haben, dürfte dies kein Problem sein. Versuchen Sie, die erste Mahlzeit des Tages zwei bis drei Stunden nach hinten zu verschieben. Für alle anderen, die bereits mit Hunger aufwachen, ist das wahrscheinlich eine etwas größere Herausforderung. Versuchen Sie es trotzdem, jede Stunde zählt!

Rein physiologisch betrachtet, benötigt unser Körper morgens direkt nach dem Aufstehen keine Nahrung. Unser Stoffwechsel ist zu dieser Zeit auf Energiefreisetzung eingestellt. Die inneren „Wartungs- und Reparaturmaßnahmen" laufen am Vormittag auf Hochtouren. Ein reichhaltiges Frühstück stört diese Vorgänge. Denn Verdauung bedeutet harte Arbeit. Jeder Bissen muss in seine kleinste Bestandteile zerlegt werden.

Der Darm bildet die Grenze zwischen dem Körperinneren und der Außenwelt. Dort sitzen unzählige Immunzellen, die dafür sorgen, dass nur die Stoffe durch die Darmschleimhaut in unseren Blutkreislauf gelangen, die dort auch hingehören. Hier wird entschieden, ob ein Stoff noch weiter zerlegt werden muss, an welcher Stelle er benötigt oder ob er besser ausgeschieden wird. Eine Arbeit, die anstrengend ist und rund ein Drittel (!) unserer Gesamtenergie kostet.

Wenn wir direkt nach dem Aufstehen etwas essen und dadurch die Verdauungsarbeit in Gang setzen, berauben wir uns eines Großteils der uns zur Verfügung stehenden Energie. Diese könnten wir auch zur Bewältigung unserer Tagesaktivitäten nutzen, anstelle damit *unphysiologische* Verdauungsvorgänge zu stimulieren.

Auch aus dem Ayurveda wissen wir, dass Nahrung, die in der Zeit von 6 – 10 Uhr aufgenommen wird, besonders schlecht verdaut werden kann. Während dieser Phase des Tages ist das Dosha *Kapha* aktiv und damit das Verdauungsfeuer (= Agni) verhältnismäßig gering. Vor allem bei Menschen mit niedriger Verdauungskraft kann sich ein Frühstück zu dieser Zeit äußerst nachteilig auf die Gesundheit und das Energieniveau auswirken.

„In der momentanen Lage, in der das größte Problem die Zunahme an Übergewicht ist, sollten wir Ernährungswissenschaftler auch den möglichen Schaden berücksichtigen, den wir durch das Aufrechterhalten von Mythen, wie den vom unerlässlichen wertvollen Frühstück anrichten.", so der Ernährungswissenschaftler David A. Levitsky im Buch „Besser als jede Diät: Essenspausen und Co".

Es lohnt sich also durchaus, einmal zu testen, wie weit Sie die erste Mahlzeit des Tages nach hinten verschieben können. Die Essenspause der Nacht um nur ein oder zwei Stunden zu verlängern, hört sich vielleicht nach nicht viel an, ist aber ein großer Schritt in die richtige Richtung, um das hormonelle und metabolische Gleichgewicht wieder herzustellen. Das schaffen auch alle, die bereits mit Hunger aufstehen. Und keine Panik, falls Sie es lieben, zu frühstücken: Sie brauchen nicht auf Ihr Frühstück zu verzichten, es geht lediglich darum, es etwas später als gewohnt einzunehmen.

Aufgepasst! Wie Sie inzwischen wissen, fühlt sich gesunder Hunger nicht unangenehm an. Falls das bei Ihnen noch anders sein sollte, könnte das möglicherweise daran liegen, dass Ihren Zellen wichtige Stoffe fehlen oder Ihr Stoffwechsel Schwierigkeiten damit hat, auf die Energiegewinnung aus körpereigenen Reserven umzuschalten. Probleme, für die wir Ihnen weiter unten Hilfestellung geben und die in Kürze der Vergangenheit angehören werden. Schon sehr bald werden auch Sie die belebende und aktivierende Energie, die während der Auszeiten vom Essen freigesetzt wird, nicht mehr missen möchten. Versprochen!

Trinken Sie morgens, statt etwas zu essen, eine Tasse Tee oder einen Kaffee – am besten natürlich ohne Milch und Zucker. Auch ein großes Glas warmes Wasser mit dem Saft einer frisch gepressten Zitrone kann helfen, die Gewohnheit zu durchbrechen, direkt nach dem Aufstehen etwas zu essen. Viele Menschen haben morgens gar keinen Hunger, haben sich aber trotzdem „antrainiert" zu frühstücken. Nach einer gewissen Umstellungszeit werden Sie merken, dass Sie sich ohne Frühstück viel fitter und energiegeladener fühlen.

Ich, Marion, hätte das selbst einmal nicht für möglich gehalten. Seit ich denken kann, bin ich jeden Morgen mit Hunger aufgewacht und habe mich auf mein Frühstück gefreut. Vor dem Verzehr meiner heißgeliebten Brote mit Schokocreme oder einer Schüssel Schokomüsli war ich zu nichts zu gebrauchen. Heute kann ich bis in den Nachmittag hinein, ohne einen Bissen Nahrung auskommen und fühle mich ganz wunderbar dabei.

Die Erfahrung zeigt, dass die meisten Menschen kein Frühstück brauchen und sich besser fühlen und produktiver sind, wenn sie erst um die Mittagszeit etwas zu sich nehmen. Probieren Sie es einfach mal aus, wie lange es Ihnen gelingt, mit der ersten Mahlzeit des Tages zu warten. Sie können uns glauben, bis zum Mittagessen ist noch keiner unserer Teilnehmer verhungert ;)

Notproviant für alle Fälle
Ab sofort wird sich also einiges daran ändern, wann Sie essen. Es geht darum, dass Sie wirklich erst dann essen, wenn Sie echten Hunger verspüren. Leider ist es so, dass viele von uns aus beruflichen oder privaten Gründen nicht einfach dann essen können, wann sie gerne möchten, sondern an äußere Rahmenbedingungen wie Pausenzeiten gebunden sind.

Gerade zu Beginn der Umstellung aufs intermittierende Fasten kann die Vorstellung, eine Mahlzeit nach hinten zu verschieben, Unbehagen bereiten, wenn man weiß, dass sich die nächste Gelegenheit zum Essen erst ein paar Stunden später finden wird. Die folgenden Tipps und Tricks können Ihnen helfen, solche Hürden gelassen zu meistern.

Wenn Sie morgens das Haus verlassen und Ihnen innerhalb der nächsten Stunden nicht viel Zeit bleibt, um zu essen, kann es gerade in der Anfangszeit sehr beruhigend sein, etwas sofort Essbares mit dabei zu haben. So können Sie auch mal schnell zwischendurch etwas knabbern, ohne dass Sie dafür viel Zeit aufwenden oder Ihre Tätigkeit unterbrechen müssen. Hierzu eignen sich zum Beispiel folgende Dinge:

- ein Stück Obst
- ein hart gekochtes Ei
- ein Stück Käse
- eine Hand voll Nüsse
- ein belegtes Brot
- ein Müsli
- ein Chiasamenpudding
- ein Smoothie
- ein Proteinshake

Solche Notrationen griffbereit zu haben kann insbesondere in der Anfangszeit beruhigend wirken. So können Sie auch bis zur nächsten regulären Essenspause gelassen bleiben.

Gemeinsame Essenszeiten mit der Familie
Es gibt immer wieder Menschen, die befürchten, dass das Intervallfasten nicht mit ihrem Familienleben harmoniert. Die gemeinsamen Mahlzeiten mit der Familie sind wertvoll – wer will darauf schon freiwillig verzichten? Falls die übrigen Familienmitglieder weiterhin zu gewohnter Zeit essen und Sie allein das Experiment Intervallfasten starten, muss das die gemeinsame Zeit am Essenstisch allerdings nicht beeinträchtigen. Während die anderen essen, können Sie ihnen weiterhin Gesellschaft leisten, jedoch stattdessen einfach ein Glas Wasser oder eine warme Tasse Tee trinken. Die anderen wird das nicht groß stören und werden sich schnell daran gewöhnen.

Lediglich in der Anfangszeit des Programms, wenn es Ihnen noch schwer fallen könnte, standhaft zu bleiben, während die anderen essen, kann es Sinn machen, sich während der Essenszeiten zurückziehen. Wenn Sie Ihrer Familie erklären, wie wichtig Ihnen das Intervallfasten ist, werden sie sicher Verständnis dafür haben.

2. Tipps gegen unangenehme Hungergefühle

Eigentlich hat Hunger eine aktivierende und belebende Wirkung auf unseren gesamten Organismus. Anregende Hormone sorgen dafür, dass wir uns während der Essenspause besonders leistungsfähig und produktiv fühlen. Die dadurch ausgelösten Effekte sind so stark, dass wir die Hungerphasen regelrecht genießen lernen können. Dennoch kann sich Hunger in der Anfangsphase des intermittierenden Fastens ungewohnt und unangenehm anfühlen.

Falls Sie sich während der Fastenphase zittrig und schwindelig fühlen, leicht frieren, weniger leistungsfähig sind oder Ihre Laune abfällt, kann das verschiedene Gründe haben.

→ Die Macht der Gewohnheit

Wie Sie bereits von Stufe 1 wissen, essen wir nicht nur, weil wir hungrig sind, sondern auch, weil wir es so gewohnt sind. Wenn wir regelmäßig zu bestimmten Uhrzeiten essen, fühlt es sich anfangs ungewohnt an, diesen Rhythmus zu durchbrechen. Haben Sie Vertrauen und Geduld. Je öfter Sie die neue Verhaltensweise praktizieren, desto leichter wird es Ihnen fallen. Also bleiben Sie am Ball, Ihr Körper wird sich schnell an diese Veränderung gewöhnen.

→ Zellulärer Bedarf nach Vitalstoffen

Eine Grundvoraussetzung dafür, dass sich Hunger belebend und aktivierend anfühlen kann, ist eine gute Versorgung mit Mikronährstoffen. Unsere Zellen benötigen eine ausreichende Menge an Vitalstoffen, damit sie richtig funktionieren können. B-Vitamine, Mangan, Zink, Q10 und viele andere Stoffe sind essentiell für einen gut funktionierenden Stoffwechsel. Wenn diese Substanzen fehlen, wird das belebende Hungergefühl von Mangelerscheinungen überlagert und das kann sich sehr unangenehm anfühlen. Eine schlechte Mikronährstoffversorgung kann also der Grund für Unwohlsein, Heißhunger, Zittrigkeit, Stimmungsabfall, Konzentrations- und Leistungsschwäche während der Fastenphase sein.

Eine gute Mikronährstoffversorgung hängt nicht nur davon ab, dass wir hochwertige Nahrung zu uns nehmen, sondern maßgeblich davon,

wie gut unser Körper diese Nahrung verwerten und die darin enthaltenen Nährstoff aufnehmen kann. **Regelmäßige Auszeiten vom Essen gehören zu den wirksamsten Maßnahmen überhaupt, um die Nährstoffverwertung zu verbessern!**
Durch die Essenspausen schenken wir unserem Magen-Darm-Trakt genügend Zeit und Ruhe, um sich zu erholen und zu regenerieren. Parallel dazu steigt die Insulinsensitivität der Zellen. Wenn wir dann etwas essen, funktioniert die Aufspaltung und Aufnahme der Nährstoffe viel besser, als wenn unser Verdauungssystem durch zu häufiges Essen überlastet ist.

Sie können hier also wählen, ob Sie schon jetzt bereit sind, mehr Vitalstoffe in Ihre Ernährung zu integrieren (z. B. über grüne und weiße Smoothies, Wildpflanzen, Sprossen und Gräser oder Nahrungsergänzungen, ausführlicher dazu später mehr) oder, ob Sie abwarten, wie Ihr System auf die regelmäßigen Essenspausen reagiert.

→ **unflexibler Stoffwechsel**
Unser Körper kann seinen Energiebedarf entweder über den Einfachzucker Glukose (= Zuckerstoffwechsel) oder aus Fettsäuren und darin umgewandelte Ketone (= Fettstoffwechsel) decken. Ein gesunder und flexibler Stoffwechsel kann problemlos zwischen diesen beiden Programmen hin und her wechseln. Dieser Prozess ist allerdings störanfällig. Durch die heutige Lebensweise dominiert bei den meisten Menschen der Zuckerstoffwechsel, während der Fettstoffwechsel immer mehr zum Erliegen kommt. Der Körper verlernt dann regelrecht, seinen Energiebedarf auch aus Fettsäuren und Ketonkörpern zu decken. Dadurch kommt es in Zeiten ohne Nahrung zu einem Energiemangel. Betroffene klagen dann bereits nach kurzer Zeit ohne Nahrung über Beschwerden, die mit einem zu niedrigen Blutzuckerspiegel in Zusammenhang stehen. Sie fühlen sich nervös, zittrig und können sich nur noch schwer konzentrieren. Auch hier wird Hunger zu einem Problem.

Die heute übliche Ernährung mit ihrer hohen Mahlzeitenfrequenz und vielen stärke- und zuckerhaltigen Nahrungsmitteln verstärkt dieses Phänomen. Wenn wir unseren Energiebedarf Tag ein, Tag aus fast nur noch über den Glukosestoffwechsel decken, wird unser Stoffwechsel unflexibel. Unser Körper verlernt dann, seine Energie aus gespeicherten Fettsäuren zu gewinnen. Eine Fähigkeit, die dann erst wieder trainiert werden muss, bevor sie wieder richtig funktioniert. Es braucht daher eine Weile, um den Fettstoffwechsel wieder in Schwung zu bringen. Das ist einer der hauptsächlichen Gründe, wieso sich die Umstellung auf intermittierendes Fasten zu Beginn schwierig und unangenehm anfühlen kann.

Sie können Ihren Körper bei dieser Umstellung jedoch gezielt unterstützen. Und zwar durch die erhöhte Zufuhr von mittelkettigen Fettsäuren. Diese kann die Leber im Handumdrehen zu Ketonkörpern umwandeln, die von den Zellen ohne den Verbrauch von Mikronährstoffen zur Energiegewinnung genutzt werden können.

Was sind mittelkettige Fettsäuren oder kurz MCTs?
MCTs (= medium-chain triglyceride oder zu Deutsch mittelkettige Triglyceride) sind gesättigte Fettsäuren, die aus 8 – 12 Kohlenstoffatomen bestehen. Hierzu zählen Capronsäure (C6:0), Caprylsäure (C8:0) und Caprinsäure (C10:0); auch die Laurinsäure (C12:0) wird häufig zur Gruppe der mittelkettigen Fettsäuren gezählt. Besteht eine Fettsäure aus nur vier Kohlenstoffatomen wird sie als kurzkettig bezeichnet und ab 14 Kohlenstoffatomen als langkettig.

Mittelkettige Fettsäuren haben unter anderem den Vorteil, dass der Körper sie schnell und effektiv in Energie umwandeln kann. Als einziger Nährstoff können sie direkt in die Mitochondrien geschleust werden, ohne dabei wertvolle Mikronährstoffe oder Trägersubstanzen wie Carnitin zu verbrauchen.

Die besten Quellen für MCTs sind Weidemilchbutter und Kokosöl.

Mittelkettige Fettsäuren sind also die einzigen Energieträger, die ohne ein Transportsystem in die Mitochondrien eingeschleust werden können. Die Mitochondrien sind die „Kraftwerke" unserer Zellen, in denen die benötigte Energie für uns produziert wird. Andere Energieträger, sprich langkettige Fettsäuren und Glukose, brauchen zum Transport in die Mitochondrien bestimmte Trägersubstanzen wie L-Carnitin und B-

Vitamine. Durch die Energiegewinnung aus mittelkettigen Fettsäuren spart der Körper Mikronährstoffe, die ihm dann für andere Funktionen zur Verfügung stehen. Hinzu kommt, dass mittelkettige Fettsäuren auch für die Wasserversorgung der Zellen wichtig sind. Und auch die Entgiftung von Schwermetallen und anderen lipophilen Substanzen wie z. B. Pestiziden wird durch die mittelkettigen Fettsäuren erheblich verbessert. Es lohnt sich also aufgrund verschiedener Aspekte mehr MCTs zu sich zu nehmen.

Gut zu wissen: Ketone wirken verjüngend
Ketonkörper, auch Ketone genannt, kann der Körper verhältnismäßig „sauber" zu Energie verbrennen. Im Vergleich zur Energiegewinnung aus Glukose wird dabei deutlich weniger Sauerstoff benötigt, wodurch weniger *freie Radikale* entstehen, die für ihre zerstörerische und aggressive Wirkung auf Zellen und Gewebe bekannt sind. Das ist ein Hauptgrund, weshalb Fasten den Körper tatsächlich langsamer altern lässt!

Wenn Hunger bereits nach kurzer Zeit unangenehm wird, könnten Sie ausprobieren, ob sich Ihr Empfinden verbessert, wenn Sie 1 – 2 Esslöffel Kokosöl oder Weidemilchbutter zusammen mit Bitterstoffen zu sich nehmen. Sie können das Kokosöl in einer Tasse warmen Tee oder Kaffee auflösen und dann trinken. Für die Bitterstoffe eignen sich Nahrungsergänzungspräparate wie Artischockenkapseln. Diese Kombination hilft der Leber, Fettsäuren in Ketonkörper umzuwandeln, ohne dabei die Vorteile der allmorgendlichen Reinigungsphase des Körpers allzu sehr zu unterbrechen. Doch bitte steigern Sie die Menge von Kokosöl und Weidemilchbutter langsam. Die darin enthaltenen mittelkettigen Fettsäuren könnten sonst zu Bauchweh und Durchfall führen.

Gut zu wissen: Bei der Auswahl von Kokosöl bzw. Butter lohnt es sich, auf Qualität zu achten. Am besten sind Produkte in Bio- und Rohkostqualität geeignet. Bei der Butter sollten Sie zudem darauf achten, dass die Kühe artgerecht gefüttert werden und ihre Hörner behalten dürfen, da dies ebenfalls einen Einfluss auf die Qualität hat. Rohmilchbutter, die diesen Kriterien entspricht, ist in Deutschland leider nur sehr schwer erhältlich. Eine gute Möglichkeit ist eine Bestellung bei Biobauern in Österreich. Wir lassen uns immer gleich eine größere Mengen liefern und frieren die Butter dann im Tiefkühlfach ein. Das funktioniert sehr gut, ohne dass die Qualität darunter leidet.

Manche Experten empfehlen auch die Einnahme von MCT-Öl, einem extrahierten Öl, das besonders viele mittelkettige Fettsäuren enthält. Solche Öle halten wir jedoch für fragwürdig, weil es sich dabei um fraktionierte Öle handelt, die bei weitem nicht die ganzheitliche Wirkung von Kokosöl in Rohkostqualität besitzen.

Sollten diese Tipps nicht helfen, könnten Ihre Beschwerden auch mit einem überlasteten Glukosestoffwechsel zusammenhängen. Das ist vor allem dann sehr wahrscheinlich, wenn Sie allgemein unter Energiemangel und Antriebslosigkeit leiden. Um den Glukosestoffwechsel zu optimieren, empfehlen wir Ihnen die Einnahme eines entsprechenden Nahrungsergänzungspräparats, das die für unsere Mitochondrien und den Zuckerstoffwechsel besonders wichtigen Vitalstoffe liefert, wie z. B. OIAIO Mitochondrien[35] oder Zellkraft Plus von Lebenskraftpur[36]. Oft reicht allerdings die Zufuhr von mittelkettigen Fettsäuren und Bitterstoffen aus, um die Beschwerden aufzulösen.

→ **Stress**
Bei Stress benötigt der Körper mehr Energie. Wenn der Energiestoffwechsel gestört ist, kann jede Form von Stress den verstärkten Wunsch nach Nahrung entfachen. Wir haben dann das Gefühl, sofort etwas essen zu müssen, um uns vor einem (Nerven-)Zusammenbruch zu bewahren. Dauerhaft gestressten Menschen fällt es besonders schwer, auch nur wenige Stunden ohne Nahrung auszukommen. Doch statt auf die Vorzüge des intermittierenden Fastens zu verzichten, wäre ein gesundes Stressmanagement und die Behebung der Energiestoffwechselstörung der sinnvollere Weg.

---

35 OIAIO Mitochondiren können Sie im Internet bestellen unter: www.oiaio.de

36 Zellkraft Plus können Sie ebenfalls im Internet bestellen unter: www.lebenskraftpur.de

→ **emotionale Verstrickungen**
Essen macht nicht nur körperlich satt, sondern hat auch wohltuende Effekte auf unsere Psyche. Süßigkeiten und Teigwaren stimulieren die Endorphinproduktion, sorgen für eine erhöhte Ausschüttung von Serotonin und machen daher glücklich. Generell schmeichelt das, was uns schmeckt, auch unserer Seele.

Wurden wir bereits als Kinder mit Nahrung getröstet, belohnt oder ruhig gestellt – was häufig der Fall ist –, kann es leicht passieren, dass Essen zu einer Strategie wird, um das psychische Wohlbefinden zu verbessern. Während der Essenspausen steht uns dieses wichtige Instrument zur Stimmungsregulation dann nicht mehr zur Verfügung. Das kann sich unangenehm und unbequem anfühlen.

Emotionale Verstrickungen sind ein weit verbreiteter und auch verständlicher Grund, ohne Hunger und echten Nahrungsbedarf zu essen. Langfristig wirkt sich eine solche Kompensation jedoch negativ auf den Stoffwechsel und die Gesundheit aus und trägt auch nicht zur Lösung emotionaler Probleme bei. In einem solchen Fall sollte man lieber andere Strategien finden, sich eventuell auch professionelle Hilfe suchen, um die dahinter liegenden Verstrickungen aufzulösen.

Zahlreiche Tipps, um emotionale Verstrickungen als Ursache für ungünstige Ernährungs- und Konsumgewohnheiten aufzudecken und zu lösen, finden Sie auch auf unserem Gesundheitsportal unter:
www.inspiriert-sein.de/seelennahrung

→ **Vata-Ungleichgewicht**
In in der Ayurveda-Medizin werden Menschen in drei verschiedene Konstitutionstypen (= Doshas) unterteilt: Pitta, Kapha und Vata. Obwohl die meisten Menschen Mischtypen sind, dominieren in der Regel ein bis zwei Doshas die Konstitution. Die Doshas sind für unsere individuellen Stärken und Schwächen verantwortlich. Menschen mit einer sehr ausgeprägten Vata-Dominanz neigen bei längeren Phasen ohne Nahrung dazu, aus ihrem inneren Gleichgewicht zu fallen. Sie fühlen sich dann oft unwohl, werden zittrig oder frieren leicht. Vata-Typen brauchen deshalb kürzere Fastenintervalle als robustere Pitta- und

Kapha-Typen. Im Ayurveda rät man Vata-Typen z. B. auch von längeren Fastenkuren im Alleingang und im Alltag ab, sondern empfiehlt ihnen, solche Kuren nur unter günstigen Bedingungen wie in einer Fastenklinik durchzuführen.

Im Internet gibt es verschiedene Tests, mit deren Hilfe sich das eigene Dosha ermitteln lässt, wie z. B. diesen hier: www.ayurvedaprodukte.de/content/ayurveda-und-gesundheit/test-ihr-ayurveda-typ/

Doch auch Menschen mit einer Vata-Dominanz können von Phasen ohne Nahrung profitieren, indem sie die Unausgewogenheit ihrer Lebensenergie auf andere Weise in Balance bringen als durch häufige Mahlzeiten. Kraftvolle Qi-Gong-Übungen, die Zufuhr roher mittelkettiger Fettsäuren sowie die Reduktion digitaler Reize wäre hier ein sinnvollerer und effektiverer Weg. Alles, was erdet und Stabilität schenkt, kann ebenfalls hilfreich sein. Besonders Spaziergänge in der Natur, der Kontakt mit der Erde (z. B. barfuß gehen) oder Standmeditationen mit dem Fokus auf eine gute Verwurzelung mit den Füßen und dem Boden sind dazu geeignet.

Digitaler Stress verschlechtert die Nährstoffaufnahme
Digitaler Stress verbraucht Unmengen an Vitalstoffen und hemmt die Nährstoffaufnahme enorm! Aus diesem Grund empfehlen wir jedem, nicht nur Vata-Typen, zwei bis vier Stunden vor dem Schlafengehen Smartphone, PC, Tablet und Fernseher auszuschalten! Die Verwendung von Bildschirmen aller Art stimuliert den sympathischen Teil unseres Nervensystems, der uns anregt und wach macht. Das kann der Körper kurz vor der nächtlichen Erholungs- und Regenerationsphase überhaupt nicht gebrauchen. Um dies auszugleichen verbraucht der Körper extrem viele Mikronährstoffe, weshalb digitale Reize zu Mangelerscheinungen führen können.

3. Keine Angst vor Hunger! Häufig geäußerte Bedenken
Wie Sie inzwischen wissen, sind regelmäßige Phasen ohne Nahrung nicht nur natürlich, sondern unerlässlich für unsere Gesundheit, unseren Stoffwechsel, unser Hormonsystem und unsere Energieversorgung.

Trotzdem fürchten sich viele davor, auch nur eine einzige Mahlzeit auszulassen. Häufig sind falsche Glaubenssätze dafür verantwortlich. Die häufigsten Bedenken und Fragen, die uns in Bezug auf Hunger immer wieder begegnen, möchten wir hier gerne beantworten.

→ **Wenn ich nichts esse, bricht mein Blutzucker zusammen.**
Viele Menschen befürchten, dass ihnen schwindelig wird, der Kreislauf zusammenbricht und sie sich nicht mehr konzentrieren können, wenn sie nicht alle paar Stunden etwas essen. Würde Fasten automatisch in eine Unterzuckerung führen, hätte die Menschheit wohl kaum bis heute überlebt.

Da unser Körper darauf ausgelegt ist, mit Hungerphasen zurecht zu kommen, passt er sich ganz einfach an, wenn es nichts zu essen gibt: Der Bedarf an Glukose wird reduziert (die Muskeln schalten auf Fettverbrennung um und das Gehirn wird zum größten Teil durch Ketonkörper versorgt). Zugleich stellt der Körper die geringe Menge an Glukose, die er benötigt, um bestimmte Zelltypen, die ihren Energiebedarf nur durch Glukose decken können (z. B. rote Blutkörperchen), ganz einfach selbst her.

Sollten Sie im Laufe des Programms unter Symptomen leiden, die auf eine Unterzuckerung hindeuten, ist das lediglich ein Zeichen dafür, dass Ihr Stoffwechsel unflexibel geworden ist. Aufgrund Ihrer bisherigen Lebensgewohnheiten hat er verlernt, die Energiereserven aus dem Fettgewebe freizusetzen und für die Energiegewinnung zu nutzen. Geben Sie ihm ein wenig Zeit, um sich an den Wechsel vom Zucker- auf den Fettstoffwechsel anzupassen. Die gerade vorgestellten Tricks und Kniffe helfen Ihnen, die Umstellungszeit möglichst angenehm und kurz zu gestalten. Vertrauen Sie auf Ihren Körper, er ist bestens auf Phasen ohne Nahrung eingestellt und wird sich ganz schnell wieder daran erinnern.

→ **Wenn ich nicht regelmäßig esse, wird mein Stoffwechsel träge.**
Wie Sie inzwischen erfahren haben, verlangsamen Diäten den Stoffwechsel tatsächlich, während intermittierendes Fasten ihn sogar beschleunigt. Wir dürfen nicht länger den Fehler machen, eine Diät mit

Kalorienrestriktion mit einer Fastenphase, bei der gänzlich auf Kalorien verzichtet wird, zu vergleichen. Für den Körper macht es einen erheblichen Unterschied, ob wir generell zu wenig Kalorien zu uns nehmen oder ob wir fasten.

Sie erinnern sich: Alles, was wir essen, stimuliert die Ausschüttung von Insulin. Insulin verhindert jedoch die Energiegewinnung aus den gespeicherten Fettreserven. Während einer Diät gerät der Körper tatsächlich in eine Notsituation, da dauerhaft zu wenig Kalorien zugeführt werden, um den Energiebedarf zu decken. Gleichzeitig ist die Menge allerdings oft groß genug, um die Insulinausschüttung anzuregen und dadurch den Zugang zu den körpereigenen Fettreserven zu verhindern. Beim Fasten ist das anders. Hier sinkt der Insulinspiegel so weit ab, dass der Körper auf das Fettgewebe zugreifen kann. Diät und Fasten sind metabolisch betrachtet zwei völlig verschiedene Situationen, die wir genauso wenig miteinander vergleichen können wie Äpfel und Birnen.

→ **Wenn ich Hunger habe und nichts esse, verliere ich Muskelmasse.**
Eine weit verbreitete Befürchtung ist, dass beim Fasten Muskeln statt Fett abgebaut werden. Aber der Körper ist nicht dumm. Warum sollte er überschüssige Energie aus der Nahrung in die Fettzellen einlagern und dann in Hungerzeiten auf das Eiweiß aus dem wertvollen Muskelgewebe zurückzugreifen? Vor allem dann, wenn die Muskeln weiterhin genutzt, sprich trainiert, werden, macht das keinen Sinn.

Es stimmt zwar tatsächlich, dass beim Fasten auch Protein (= Eiweiß) zur Deckung des Energiebedarfs in Glukose umgewandelt wird. Dabei handelt es sich jedoch in erster Linie um den Proteinmüll aus den Zellen und Geweben, der im Rahmen der Autophagie abgebaut wird. Genau das ist eine der wichtigsten gesundheitsfördernden und verjüngenden Wirkungen des Fastens: Die Autophagie nutzt Zelltrümmer, Proteinreste und fehlgefaltete Proteine zur Energiegewinnung, jedoch nicht das wertvolle Muskelgewebe!

Interessanterweise schützt Fasten sogar vor Muskelabbau. Denn beim Fasten wird das Wachstumshormon HGH ausgeschüttet, das Knochen und Muskeln erhält und erneuert. Bei Diäten hingegen sieht das anders aus. Da hier die Türen zu den Fettreserven verschlossen bleiben und kein HGH ausgeschüttet wird, ist der Körper mehr oder weniger gezwungen, auch gesundes Muskelgewebe abzubauen und zur Energiegewinnung zu nutzen.

Insbesondere beim intermittierenden Fasten, bei dem die nächtliche Essenspause lediglich für einige Stunden verlängert wird, brauchen Sie sich um Muskelabbau definitiv keine Sorgen zu machen. Wenn Sie währenddessen regelmäßig trainieren und sich während der Essensphase entsprechend ernähren, können Sie beim Intervallfasten sogar effektiv Muskelmasse aufbauen!

4. Mehr Genuss beim Essen durch gesunden Hunger
Wenn Sie Ihren Hunger ausdehnen, hat das einen ganz wunderbaren Nebeneffekt: Die Freude und der Genuss beim Essen steigen. Wie heißt es doch so schön: Hunger ist der beste Koch! Wenn wir wirklich Hunger haben, wird selbst eine einfache Mahlzeit zum Genuss. Ein Umstand, den viele unserer Klienten sehr schnell zu schätzen lernen und der ausreicht, um dem Modell des intermittierenden Fastens treu zu bleiben – selbst dann, wenn das Wunschgewicht bereits erreicht ist.

→ Hunger ist der beste Koch
Wenn Sie mit dem Essen so lange warten, bis Sie wirklich hungrig sind, werden Sie sich anschließend ganz anders befriedigt fühlen. Entsprechend dem Motto: Nur, wer Hunger hat, kann auch satt werden! Das Hinauszögern des Hungers wird Sie auf eine neue Ebene der tiefgreifenden und befriedigenden Sättigung führen. Das passt optimal, denn in dieser Woche geht es nicht nur darum, Gefallen an gesunden Hungerphasen zu entwickeln, sondern auch mehr Genuss beim Essen und eine tiefere Form der Sättigung zu erfahren.

→ Satt essen erlaubt
Wie wir bereits auf Stufe 1 angesprochen haben, geht es beim intermittierenden Fasten nicht darum, weniger zu essen, sondern seltener. Die meisten Menschen haben ein natürliches Bedürfnis danach, sich mindestens einmal am Tag wirklich richtig satt zu essen bzw. eine

„richtige" Mahlzeit zu sich zu nehmen. Sie dürfen bzw. sollten sich sogar zu den Mahlzeiten richtig satt essen. Und das bitte ohne schlechtes Gewissen! Wenn Sie mit dem Essen solange warten, bis Sie wirklich Hunger haben, sind Ihre Zellen ideal auf die Nährstoffaufnahme vorbereitet. Ihr Körper kann die Nahrung dann ganz anders verstoffwechseln, als wenn Sie ohne wirklichen Bedarf essen. Sie werden erstaunt sein, welch einen Unterschied das macht.

Bereits nach wenigen Tagen bekommen Sie einen ganz anderen Zugang zu Ihrem natürlichen Sättigungsempfinden und werden die Signale Ihrer Zellen deutlicher denn je wahrnehmen. Dadurch werden Sie genau wissen, wann Sie genug gegessen haben. Falls es Ihnen anfangs schwer fällt, die Signale zu registrieren und Sie eventuell dazu neigen, nach einer längeren Essenspause mehr zu essen als nötig, machen Sie sich keine Sorgen. Durch die längere Auszeit vom Essen schrumpft ein überdehnter Magen auch wieder auf sein einst normales Volumen und die Portionsgrößen passen sich wie von selbst wieder an. Wie Forscher unter der Leitung der Ernährungswissenschaftlerin Krista Varady an der Universität von Illinois herausgefunden haben, führt Kurzzeitfasten nicht zu einer Überkompensation bei der nächsten Mahlzeit. Wenn Studienteilnehmer im Wechsel einen Tag fasten und dafür am nächsten Tag so viel essen dürfen, wie sie wollen, nehmen sie lediglich 10 bis 15 % mehr Kalorien zu sich, als es normalerweise der Fall wäre. Das reicht bei weitem nicht, um die an den Fastentagen eingesparten Kalorien auch nur annähernd zu kompensieren. Die meisten Menschen essen also durchs intermittierende Fasten deutlich weniger als zuvor. Falls das bei Ihnen anders sein sollte und Sie vor oder nach der Essenspause dazu tendieren, zu viel zu essen, bekommen Sie in der nächsten Woche konkrete Tipps von uns.

Jetzt geht es aber erst einmal darum, herauszufinden, was Ihr Körper braucht. Und hier gilt: Zu wenig zu essen ist genauso kontraproduktiv, wie zu viel zu essen! Um die längeren Essenspausen und den dabei entstehenden gesunden Hunger richtig genießen zu können, dürfen und sollen Sie sich zu den Mahlzeiten richtig satt essen. Genauso wie unser Körper bestens auf Phasen ohne Nahrung angepasst ist, kommt er mit großen Nahrungsmengen bei einer Mahlzeit, insbesondere nach einer ausgedehnten Essenspause, sehr gut zurecht. Unsere Vorfahren hatten manchmal tagelang nichts zu essen, und was glauben Sie, was sie getan haben, wenn sie dann das nächste Tier erlegt oder einen Baum voller reifer Früchte gefunden haben? Sie haben sich so richtig die Bäuche vollgeschlagen. Nahrungsknappheit im Wechsel mit Nahrungsfülle ist das Prinzip, an das unser Körper von Natur aus angepasst ist.

Fazit Stufe 2
In dieser Woche geht es also darum, Hunger bewusst auszudehnen und ihn als unseren Freund zu betrachten, der enorme Vorteile für unsere Gesundheit mit sich bringt und gleichzeitig noch überflüssige Pfunde schmelzen lässt. Sie werden staunen, wie wunderbar belebend sich Phasen ohne Nahrung anfühlen können. Falls Ihnen der Zugang dazu anfangs nicht ganz so leicht fallen sollte, halten Sie sich an unsere Tipps, um Ihren Stoffwechsel bei der Umstellung auf die Fettverbrennung zu unterstützen. Vermutlich werden Sie bereits auf dieser Stufe die erstaunliche Erfahrung machen, wie sich durch das Ausdehnen der Hungerphasen der Genuss beim Essen steigert. Freuen Sie sich auf diese Veränderungen, es lohnt sich!

Bonusaufgabe Stufe 2: Wie wirkt sich das WAS auf Hunger und Sättigung aus?
Wenn Sie Lust haben, achten Sie ab sofort einmal darauf, wie sich das, WAS Sie essen, auf Ihr Hunger- und Sättigungsempfinden auswirkt. Der Inhalt der letzten Mahlzeit hat einen Einfluss darauf, wie schnell der nächste Hunger einsetzt. Gerade, wenn Sie Fertiggerichte, Weißmehlprodukte und viel Zucker bei einer Mahlzeit essen, kann es passieren, dass Sie nur kurze Zeit später schon wieder Hunger bekommen. Im Gegensatz dazu sättigt eine Mahlzeit aus frisch zubereitetem Gemüse, gesunden Fetten und hochwertigen Proteinen viel besser und länger.

Uns fällt es zum Beispiel nach zwei „Cheatdays" mit Brot, Nudeln und übermäßig großen Portionen am Abend wieder viel schwerer, die gewohnte Essenspause einzuhalten. Unser Hungergefühl meldet sich dann stärker und lauter, als wenn wir wie gewohnt vitalstoffreiches Gemüse und vollwertige Beilagen essen. Wir brauchen dann auch schnell wieder größere Portionen, um uns satt zu fühlen. Wie ist das bei Ihnen? Machen Sie ähnliche Beobachtungen?

Achten Sie einmal darauf, wie unterschiedlich sich „satt zu sein" anfühlen kann. Wie fühlt sich Ihr Magen nach einer großen Portion Pizza oder einem Nudelauflauf mit Käse und einem anschließenden Nachtisch an? Und wie ist es nach einem großen Salatteller mit einem leckeren Dressing und einer Portion Pellkartoffeln mit Quark? Gibt es Unterschiede in der Qualität des Sättigungsempfindens?

Zugegeben, auch wir haben Sättigung lange mit dem schweren Völlegefühl nach einer übergroßen Portion Fast Food, Industrieprodukten und anderen leeren Kalorienträgern verwechselt. Es hat eine Weile gedauert, bis wir uns an das leichte Gefühl nach einer vitalstoffreichen Mahlzeit gewöhnt haben und genau das als Sättigung interpretieren konnten. Inzwischen genießen wir das Kraft und Energie spendende Sättigungsempfinden nach einer leichten und nicht ganz so voluminösen Mahlzeit sehr und freuen uns, dass wir nicht länger auf den „Stein im Magen" angewiesen sind, um uns satt zu fühlen. Auch das ist nur eine Frage der Gewohnheit.

Es lohnt sich hier wieder, Ihre Beobachtungen zu notieren. Halten Sie schriftlich fest, was Sie wann essen, wie Sie sich danach fühlen und wann Sie anschließend wieder Hunger bekommen. So können Sie schnell und zielsicher herausfinden, wie sich verschiedene Nahrungsmittel auf Ihr Hunger- und Sättigungsempfinden auswirken.

Stufe 3: Durch mehr Flexibilität im Stoffwechsel zu mehr Unabhängigkeit vom Essen

Das erwartet Sie auf Stufe 3:
- Tipps zur effektiven Unterstützung des Fettstoffwechsels.
- Ausdehnen der Essenspause durch ein Zusammenschieben der ersten und letzten Mahlzeit des Tages.
- Schluss mit falschen Glaubenssätzen: Warum das Frühstück nicht die wichtigste Mahlzeit des Tages ist, Sie aber trotzdem weiterhin frühstücken können, falls Sie möchten.
- Die Chronobiologie unseres Körpers und seine natürlichen Hungerzyklen.
- Warum eine zu späte Nahrungsaufnahme ungünstig ist, wir aber trotzdem gerne abends essen.
- Das richtige Maß beim Essen finden, um gut genährt und tiefgehend gesättigt durch die Essenspause zu kommen.

Die Challenge in dieser Woche lautet: Den Fettstoffwechsel in Schwung bringen und die Essenspause auf 12 bis 14 Stunden auszudehnen, indem wir die erste und letzte Mahlzeit des Tages enger zusammenschieben. Parallel dazu geht es darum, das richtige Maß beim Essen zu finden, um gut gesättigt durch die Essenspause zu kommen.

Herzlich willkommen auf der dritten Stufe unseres Programms! Wahrscheinlich haben Sie inzwischen schon wieder einen besseren Zugang zu Ihrem natürlichen Hunger- und Sättigungsempfinden. Das ist ein wichtiger Schritt auf dem Weg zu einer harmonischen Ernährungsweise, die sich positiv auf Gesundheit, Wohlbefinden und Leistungsfähigkeit auswirkt.

 Häufig reguliert sich unser Essverhalten von selbst, indem wir die Hunger- und Sättigungsimpulse des Körpers beachten! Die meisten unserer Klienten kommen schon allein dadurch ohne Zwischenmahlzeiten aus. Viele berichten an dieser Stelle des Programms, dass sie mehr

Energie und mehr Genuss beim Essen haben. Das ist ein toller Nebeneffekt, der sich einstellt, wenn wir nur noch dann essen, wenn wir wirklich hungrig sind.

Wie sieht das bei Ihnen aus? Wie gut gelingt es Ihnen, nur dann zu essen, wenn Sie wirklich Hunger haben? Wie lange können Sie das Hungergefühl genießen? Und wie viele Fastenstunden stellen sich jetzt schon automatisch zwischen Abendessen und Frühstück ein?

In dieser Woche geht es darum, Ihren Fettstoffwechsel ganz bewusst zu aktivieren. Dadurch wird es Ihnen viel leichter fallen, die Essenspause noch weiter auszudehnen. Damit Sie die Fastenphase in vollen Zügen genießen können, zeigen wir Ihnen, wie Sie Ihren Stoffwechsel flexibel machen, so dass der Energiebedarf immer mehr aus dem Fettgewebe gedeckt wird. Dadurch wird sich das Hungergefühl im Zaum halten und Sie werden gut versorgt und entspannt durch die Essenspause kommen. Freuen Sie sich schon jetzt auf mehr Unabhängigkeit vom Essen!

1. Den Fettstoffwechsel in Schwung bringen

Wenn wir etwas essen, bezieht unser Körper seine Energie direkt aus den Nährstoffen der Nahrung. Nehmen wir in einer Mahlzeit mehr Kalorien zu uns, als wir aktuell benötigen, wird dieser Energieüberschuss zunächst einmal in den sogenannten Kurzzeitenergiespeichern der Leber eingelagert. Diese haben jedoch nur eine relativ begrenzte Speicherkapazität von ca. 2000 Kalorien. Wenn sie voll sind, werden alle weiteren Energieüberschüsse im Fettgewebe eingelagert. Dieses besitzt eine nahezu unendlich große Speicherkapazität, da der Körper problemlos weitere Fettzellen bilden kann.

Wenn wir fasten, also keine Nährstoffe von außen aufnehmen, erfolgt dieser Prozess in umgekehrter Reihenfolge: Zunächst werden die Kurzzeitspeicher der Leber aufgebraucht, weil die darin enthaltenen Energievorräte schnell und einfach freigesetzt werden können. Diese reichen jedoch maximal für 24 Stunden und sobald sie zur Neige gehen, muss der Körper verstärkt auf den Fettstoffwechsel zurückgreifen. Er beginnt dann, Fettsäuren aus dem Fettgewebe zu lösen und diese entweder direkt oder über die Umwandlung zu Ketonkörpern als Energiequelle zu nutzen.

Die Zuckerspeicher in der Leber sind, wie bereits erwähnt, stark begrenzt und reichen für maximal 24 Stunden. Unsere Muskeln können zwar mehr Glukose speichern, verbrauchen diese aber selbst und geben sie nicht für die allgemeine Energiegewinnung des Körpers her. Die Fettspeicher hingegen sind nahezu unbegrenzt. Eine 70 Kilogramm schwere Person mit einem Fettanteil von durchschnittlich 11 bis 15 kg hat rund 100.000 Kalorien im Fettgewebe gespeichert! Selbst sehr schlanke Menschen können deshalb vier Wochen und länger allein durch die Energiereserven ihres Fettgewebes überleben. Das bedeutet, dass rein physiologisch kein Grund besteht, ständig etwas zu essen.

Wenn die Kurzzeitspeicher der Leber verbraucht sind, schaltet der Körper einfach auf den Fettstoffwechsel um und kann dann auf zig Tausende an eingelagerten Kalorien aus dem Fettgewebe zurückgreifen. Leider verläuft dieses flexible Umschalten vom Zucker- auf den Fettstoffwechsel bei vielen von uns nicht mehr so reibungslos, wie es eigentlich sollte. Durch die heute übliche Ernährungsweise, vor allem durch das ständige Essen und den häufigen Verzehr von leicht verdaulichen Kohlenhydraten, geht diese Flexibilität verloren.

Ein inaktiver Fettstoffwechsel ist der Hauptgrund, wenn sich Phasen ohne Nahrung unangenehm anfühlen. Der Körper hat verlernt, auf seine Fettreserven zurückzugreifen, wodurch die Energieversorgung beim Fasten ins Stocken gerät.

Mit den folgenden Maßnahmen können Sie Ihrem Stoffwechsel auf die Sprünge helfen, damit er je nach Bedarf flexibel vom Glukose- auf den Fettstoffwechsel umschalten kann. Das ist eine Grundvoraussetzung dafür, dass Sie auch während längeren Essenspausen genug Energie haben und sich beim Fasten wohl fühlen.

→ Fettstoffwechsel durch körperliche Bewegung aktivieren
Hunger fühlt sich vor allem dann unangenehm an, wenn der Körper Probleme hat, die benötigte Energie in der Phase ohne Nahrung aus seinen Reserven zu beziehen. Körperliche Bewegung kann hier Abhilfe

schaffen. Ein kurzes und intensives Muskeltraining ist hier effektiver als lange Ausdauereinheiten mit niedriger Intensität: In den Muskelfasern befinden sich Glykogenspeicher, die bei intensivem anaeroben Muskeltraining zur Energiegewinnung verbrannt werden, bei der Milchsäure (Laktat) anfällt. Diese wird zur Leber transportiert und wieder zu Glukose umgewandelt, die dann wiederum dem gesamten Organismus als Energiequelle zur Verfügung steht. Zugleich werden währenddessen Adrenalin, Noradrenalin und das Wachstumshormon HGH ausgeschüttet, die die Freisetzung und Verbrennung der Fettsäuren aus dem Fettgewebe aktivieren. Kurze, intensiver Trainingseinheiten stabilisieren somit den Blutzuckerspiegel (über die Verstoffwechslung des anfallenden Laktats) und regen zugleich die Fettverbrennung (durch die genannten Botenstoffe) an. Deshalb helfen sie gerade auch beim Fasten, den Fettstoffwechsel zu aktivieren.

Dafür braucht es keine stundenlange Ausdauereinheiten. Kurze, aber intensive Workouts, die den Kreislauf in Schwung bringen, uns aus der Puste bringen und uns richtig schön fordern, sind hier deutlich effektiver. So ein hoch intensives Intervalltraining (HIIT), wie es in der Sportwelt heißt, dauert nur 20 bis 30 Minuten. Hier wechseln sich Phasen von moderater Belastung mit Phasen starker Belastung ab. Das bringt den Kreislauf in Schwung und regt die Fettverbrennung enorm an.

Das schöne am Intervalltraining ist, dass es in nahezu jede Sportart eingebunden bzw. mit verschiedensten Bewegungen durchgeführt werden kann. Statt 45 Minuten in einem gleichmäßigen Tempo zu laufen, legt man beim HIIT immer wieder einen Sprint ein und ist dann schon nach 20 bis 30 Minuten mit dem Training fertig. Das Gleiche funktioniert auch beim Schwimmen oder Fahrradfahren.

Wenn Sie lieber zu Hause trainieren, können Sie ein paar Sprünge, Ausfallschritte, Kniebeugen oder Liegestütze in Ihr HIIT-Training einbauen. Machen Sie dann einfach für 30 bis 50 Sekunden die Bewegung Ihrer Wahl, so intensiv wie möglich, ruhen Sie sich dann für 10 bis 20 Sekunden aus und wiederholen Sie das Ganze für einige Male. Als Anfänger reichen hier schon wenige Durchgänge, Fortgeschrittene können bis zu 15 und mehr Durchgänge machen. Passende Workouts finden sich zum Beispiel auch auf YouTube.

Es ist wirklich erstaunlich, wie schnell der Hunger durch Bewegung verschwindet. Nüchtern ist körperliche Aktivität übrigens besonders effektiv, um den Fettstoffwechsel anzuregen. Ausprobieren lohnt sich!

→ **Mittelkettige Fettsäuren als Turbobooster für den Fettstoffwechsel**

Wie bereits auf Stufe 2 angesprochen gelangen mittelkettige Fettsäuren ohne Hilfsstoffe in die Mitochondrien und können dort besonders leicht in Energie umgewandelt werden. Außerdem kann die Leber daraus Ketonkörper bilden, die auch das Gehirn und die roten Blutkörperchen mit Energie versorgen. Diese können Fettsäuren nämlich nicht direkt zur Energiegewinnung nutzen und sind dazu (neben Glukose) auf Ketone angewiesen. Ein erhöhter Ketonspiegel im Blut erleichtert unserem Körper das Umschalten vom Zuckerstoffwechsel auf den Fettstoffwechsel. MCTs helfen uns somit, die Fettverbrennung anzukurbeln.

Vielen Menschen fällt die Fastenphase erheblich leichter, wenn sie währenddessen kleine Mengen an mittelkettigen Fettsäuren zu sich nehmen. Sie fühlen sich dadurch leistungsfähiger und wacher, während gleichzeitig der Hunger abgemildert wird.

Das sollte allerdings kein Freibrief sein, unbegrenzte Mengen an Kokosöl, Butter oder Ghee – die alle besonders reich an mittelkettigen Fettsäuren sind – während der Fastenphase zu sich zu nehmen. Fette liefern schließlich jede Menge Kalorien, die streng genommen das Fasten und die Autophagie (dazu auf der nächsten Stufe mehr) unterbrechen.

Allerdings haben Fette im Gegensatz zu Kohlenhydraten und Proteinen eine vergleichsweise vernachlässigbare Auswirkung auf den Insulinspiegel, weshalb sie diesbezüglich die Vorteile des Fastens nicht groß stören. Wir raten deshalb, den Einsatz von mittelkettigen Fettsäuren während der Fastenphase individuell abzuwägen.

Falls es Ihnen hilft, die Essenspausen besser durchzustehen und nicht vorzeitig abzubrechen, wenn Sie etwas Kokosöl oder Rohmilchbutter zu sich nehmen, überwiegt der Nutzen sicherlich die Nachteile. Insbesondere Menschen, die bislang Probleme mit dem Umschalten auf den Fettstoffwechsel hatten, können zu Beginn der Umstellung aufs intermittierende Fasten von der Zufuhr mittelkettiger Fettsäuren profitieren.

Am besten experimentieren Sie selbst, ob Ihnen die Einnahme von Kokosöl oder Rohmilchbutter während der Fastenphase hilft. Wir können empfehlen, die Fette in warmen Getränken wie Tee, Kaffee oder Brühe aufzulösen und zu trinken. Beginnen Sie mit kleinen Mengen (= ein bis zwei Teelöffel) und steigern Sie diese nach Bedarf. Das ist wichtig, um Bauchschmerzen und Durchfall vorzubeugen. Solche Symptome können bei der plötzlichen Zufuhr von mittelkettigen Fettsäuren manchmal auftreten. Das lässt sich vermeiden, wenn Sie Ihren Körper langsam daran gewöhnen.

Es kann sein, dass Sie ein regelrechtes Verlangen nach mittelkettigen Fettsäuren entwickeln. Vertrauen Sie auch hier Ihrem Körpergefühl und geben Sie diesem Verlangen ruhig nach. Denn die Lust auf gesunde Fette hat meistens einen physiologischen Sinn. Mittelkettige Fettsäuren unterstützen nicht nur den Fettstoffwechsel, sondern sorgen auch für eine sanfte Ausleitung von fettlöslichen Toxinen. Dazu zählen zum Beispiel Schwermetalle und Pestizide. Ein starkes Verlangen kann deshalb auch ein Zeichen des Körpers sein, dass ein großer Bedarf zur Ausleitung fettlöslicher Toxine besteht. Ein Verlangen, dem man dann ruhig nachgeben sollte.

Keine Angst vor gesättigten Fettsäuren
Butter und seit Kurzem auch Kokosöl stehen in Verruf. Der Grund sind die darin enthaltenen gesättigten Fettsäuren. Es heißt, sie seien eine Gefahr für unsere Arterien, weil sie bei Zimmertemperatur fest sind und daher unsere Blutgefäße verstopfen und zu Herzkreislauf-Erkrankungen führen. Dabei können gesättigte Fettsäuren unsere Blutgefäße überhaupt nicht verstopfen, weil sie dafür viel zu kurz und bei einer Temperatur von 37° Grad, die in unserem Körper herrscht, viel zu beweglich sind.

Die Ablagerungen, die in den Arterien gefunden werden, bestehen vor allem aus oxidiertem Cholesterin, das durch freie Radikale entsteht.

Nur zu einem kleinen Bestandteil enthalten die Plaques auch Eiweiß, Kalzium und gesättigte Fettsäuren. Diese Ablagerungen bilden sich aber nicht, weil wir zu viel Fett essen, sondern weil unsere Blutgefäße geschädigt sind und unser Körper durch das Ablagern der Plaques inneren Blutungen vorzubeugen versucht. Ausführlich dazu in unserem Artikel „Cholesterin – gesund oder schädlich?".[37]

Die Idee von der Schädlichkeit gesättigter Fettsäuren geht zurück auf den amerikanischen Ernährungswissenschaftler Ancel Keys, der in den 50er Jahren von der Zuckerindustrie engagiert wurde. Damals schossen die Zahlen der Herzkreislauferkrankungen plötzlich in die Höhe und es ging darum, einen Schuldigen zu finden. Die Zuckerindustrie war froh und erleichtert, als Keys den Zucker freisprach und die gesättigten Fettsäuren als Übeltäter ausfindig machte. Doch das gelang nur durch massive Wissenschaftsfälschung, wie wir in unserem Buch „Weiße Smoothies zum Abnehmen, Entgiften und Wohlfühlen"[38] ausführlich dargelegt haben.

Ein guter Beleg für die Unschädlichkeit von gesättigten Fettsäuren sind die Menschen im Südpazifik. Hier bestand die traditionelle Ernährung zu etwa 60 % aus Kokosnüssen, die einen sehr hohen Anteil an gesättigten Fettsäuren enthalten. Trotzdem kam es bei der dortigen Bevölkerung äußerst selten zu Herzkreislauferkrankungen. Genauso war es bei den Bergbauern in den Alpen, deren Ernährung schon immer reich an Butter war, die ebenfalls viele gesättigte Fettsäuren enthält.

Inzwischen gibt es Studien, die zeigen, dass Kokosöl sogar gut für Herz und Blutgefäße ist, so z. B. die Studie von Assuncao et al (2009).[39] Hier wurden die Teilnehmer in zwei Gruppen eingeteilt. Die eine Gruppe erhielt täglich 30 ml Sojaöl, während die andere Gruppe stattdessen 30 ml Kokosöl am Tag bekam. Das Ergebnis sah wie folgt aus: Bei der Kokosölgruppe sanken im Vergleich zur Gruppe mit dem Sojaöl sowohl der Gesamtcholesteringehalt als auch das LDL-Choleste-

---

37 www.inspiriert-sein.de/cholesterin-gesund-oder-schaedlich

38 www.inspiriert-sein.de/unsere-produkte/ebooks-buecher/lubrikatoren

39 www.ncbi.nlm.nih.gov/pubmed/19437058

rin (= schlechtes Cholesterin), während das schützende HDL-Cholesterin anstieg.

Vor den enthaltenen Kalorien aus Butter und Kokosöl brauchen Sie keine Angst zu haben. Mittelkettige Fettsäuren können sehr leicht in Energie umgewandelt werden, die der Körper bevorzugt verbrennt und nicht einlagert. Da sich mittelkettige Fettsäuren förderlich auf die Stoffwechselgeschwindigkeit auswirken, profitieren paradoxerweise besonders übergewichtige Personen von der Zufuhr. Solche Fettsäuren kurbeln den Fettstoffwechsel an und können die Gewichtsabnahme beschleunigen!

Das gilt vor allem dann, wenn die Fettsäuren roh und nicht erhitzt konsumiert werden. Denn dann sind noch alle enthaltenen Enzyme intakt, die für die Aufspaltung und Verbrennung benötigt werden. Aus diesem Grund werden rohe mittelkettige Fettsäuren besonders leicht und effizient zur Energiegewinnung genutzt.

Gesundheitsexperten wie Christian Dittrich-Opitz und Dr. med. Barbara Miller machen immer wieder die Beobachtung, dass einige ihrer Klienten, die ihrem Verlangen nach solchen gesunden Fetten nachgeben und so phasenweise acht Esslöffel täglich davon einnehmen, sich ganz wunderbar fühlen – und dabei auch noch abnehmen! Spannenderweise nimmt das gesteigerte Bedürfnis nach Butter und Kokosöl dabei nach ein paar Wochen von selbst wieder ab, wenn sich das Gewicht entsprechend reduziert hat. Vertrauen Sie hier also ruhig Ihrem Körpergefühl.

Inspirationen für die Aufnahme gesunder Fette
Pur schmecken Kokosöl oder Butter den wenigsten. Angenehmer ist es, wenn Sie Tee oder Gemüse- oder Knochenbrühe damit anreichern. Ein beliebter Trend aus den USA ist der sogenannte Bulletproof-Coffee, zu deutsch Butterkaffee[40]. Hierbei gibt man auf eine Tasse Kaffee je einen Löffel Weidemilchbutter und Kokosöl hinzu und schäumt das Ganze mit einem Mixer kurz auf. Oft wird der Bulletproof-Coffee auch mit

---

40 Ausführlich zum Thema Bulletproof-Coffee inklusive Rezept finden Sie hier:
www.if168.de/was-ist-bulletproof-coffee-butterkaffee-beim-intermittierenden-fasten/

MCT-Öl statt mit Kokosöl zubereitet. Weil dieses Öl besonders viele mittelkettige Fettsäuren enthält, soll es 6- bis 18-mal stärker als Kokosöl wirken und für einen besonders starken Energieschub sorgen. Hierbei handelt es sich jedoch um ein stark verarbeitetes Produkt. Wir raten daher mehr zu der Variante mit Kokosöl, wenn überhaupt. **Denn Kaffee kann das Fasten auch erschweren.**

Wenn wir Kaffee trinken, reagiert der Körper mit einer erhöhten Produktion von Adrenalin. Dieses Hormon sorgt dafür, dass der Genuss von Kaffee aufputschend wirkt. Wer allerdings sensibel auf Adrenalin reagiert, könnte durch den Genuss von Kaffee durchaus Heißhungerattacken provozieren. Denn Adrenalin macht uns nicht nur wach und fit, sondern sorgt auch dafür, dass der Blutzuckerspiegel ansteigt. Adrenalin hat unter anderem die Aufgabe, akut den Energiespiegel anzuheben, indem es sowohl die Glykogen- als auch die Fettspeicher mobilisiert. Das sorgt zwar erst einmal für einen Energieschub, allerdings fällt der Blutzuckerspiegel dann schnell wieder ab, wodurch es zu Heißhunger kommen kann. Das passiert vor allem dann, wenn der Körper die gleichfalls freigesetzten Fettsäuren noch nicht ideal zur Energiegewinnung nutzen kann. Deshalb kann es einige Zeit nach dem Genuss von Kaffee zu einem starken Hungergefühl kommen. Seien Sie also wachsam, wenn Sie Kaffee oder Bulletproof-Coffee trinken und beobachten Sie die Reaktionen Ihres Körpers genau. Das Aufschreiben Ihrer Beobachtungen hilft, solche Zusammenhänge schneller aufzudecken.

Statt Kaffee können Sie natürlich auch einen Bulletproof-Kakao mit Butter und Kokosöl zubereiten. Verwenden Sie dazu in jedem Fall ungesüßtes Kakaopulver. Falls Ihnen das zu bitter sein sollte, können Sie ein wenig Stevia oder Erythrit hineingeben. Beide Süßungsmittel liefern keine Kalorien. Obwohl der süße Geschmack die Autophagie kurz stören und in Einzelfällen Heißhunger provozieren kann, machen wir immer wieder die Beobachtung, dass solche kalorienfreie Süßungsmittel den meisten Menschen keine Probleme bereiten.

Wir reichern unseren Bulletproof-Kakao übrigens gerne mit Guarana an. Die Guarana-Pflanze stammt ursprünglich aus dem Amazonasbecken Südamerikas, wird heute aber auch in anderen Ländern Südamerikas angebaut. Die Samen der Pflanze werden als Pulver zermahlen und wegen ihres hohen Koffeingehalts als Wachmacher geschätzt. Weil das enthaltene Koffein an Gerbsäure gebunden ist, wird es langsamer verstoffwechselt als Koffein aus der Kaffeebohne und ist daher verträglicher.

Bitte beachten: Fette = Kalorien → unterbrechen das Fasten!
Auch, wenn die Zufuhr von Fettsäuren vielen Menschen hilft, die Fastenphase des Tages besser durchzustehen, raten wir längerfristig davon ab. Denn Fette aller Art unterbrechen die Autophagie. Falls Ihnen Fette helfen, das Hungergefühl einzudämmen und Sie dadurch die Essenspause besser durchhalten, können Sie sich das zu Beginn durchaus zunutze machen, sollten sich aber langfristig davon entwöhnen.

Wir selbst verwenden Fette nur noch bei längeren Fastenintervallen von 18, 20 oder mehr Stunden. Die ersten 16 Stunden der Essenspause versuchen wir, möglichst ohne Kalorien auszukommen. Aus dem einfachen Grund, weil Kalorien jeglicher Art den Selbstreinigungsprozess der Zellen der Autophagie stören – und damit einen der entscheidenden Vorteile des Fastens zumindest kurzzeitig unterbrechen.

Wenn wir länger als 16 Stunden fasten, genehmigen wir uns manchmal Kokosöl, Rohmilchbutter oder sogar einen Schuss Sahne. Auf diese Weise lässt sich selbst ein ganzer Tag ohne Nahrung einfach überbrücken, ohne Hunger zu bekommen.

Ich, Marion, genieße es zum Beispiel bei meinen gelegentlich 1,5-tägigen Fasteneinheiten sehr, den Abend des Fastentages mit einer Tasse aromatischen Tee oder Kakao mit Vanille, Zimt oder anderen Gewürzen und etwas Stevia ausklingen zu lassen. Dazu genehmige ich mir auch schon mal einen Schuss Sahne und etwas Kokosöl. So fühle ich mich rundum wohl und zufrieden und komme erst gar nicht in Versuchung, wenn Jens sich etwas zu essen macht.

2. Die Essenspause ausdehnen durch das Zusammenschieben der ersten und letzten Mahlzeit des Tages
Inzwischen ist Ihnen der physiologische Sinn ausgedehnter Essenspausen klar und Sie wissen, dass es sich lohnt, mit dem Essen zu warten, bis Sie wirklich hungrig sind. Ihr gesamtes System profitiert davon, wenn Sie Ihr Hungergefühl ein wenig hinauszögern. Sie haben dann einfach mehr Energie und gleichzeitig steigt der Genuss beim Essen.

In dieser Woche gehen wir noch einen Schritt weiter: Wir wollen die tägliche Essenspause noch ein wenig weiter ausdehnen. Das gelingt am besten dadurch, dass wir die erste und die letzte Mahlzeit des Tages noch näher zusammen schieben. Das bedeutet, dass wir weniger Zeit zwischen der ersten und der letzten Mahlzeit verstreichen lassen, das Essensfenster also komprimieren.

Hier sind verschiedene Vorgehensweisen denkbar: Entweder Sie verschieben das Frühstück weiter nach hinten oder Sie nehmen die Abendmahlzeit früher ein. Natürlich können Sie auch beides miteinander kombinieren, indem Sie sowohl später frühstücken und früher zu Abend essen. So, wie es für Sie am besten passt.

Zur Veranschaulichung ein Beispiel:
Angenommen, Sie frühstücken normalerweise um 8 Uhr morgens und beenden Ihr Abendessen gegen 20 Uhr. Damit wären Sie bereits bei einer Essenspause von 12 Stunden. In dieser Woche wäre nun das Ziel, die Pause um weitere zwei Stunden zu verlängern. Das ließe sich dann dadurch erreichen, dass Sie ab sofort erst um 10 Uhr frühstücken oder schon um 18 Uhr Ihr Abendessen beenden. Natürlich könnten Sie auch beide Mahlzeiten um je eine Stunde verschieben, so dass Sie um 9 Uhr frühstücken und um 19 Uhr mit dem Abendessen fertig sind.

Wie Sie hier vorgehen, bleibt ganz allein Ihnen überlassen. Es gibt da kein Richtig und kein Falsch. Wichtig ist vor allem, dass die Veränderungen zu Ihnen und Ihrem Leben passen.

Für uns zum Beispiel passt es am besten, wenn wir das Frühstück relativ weit nach hinten verschieben. Morgens sind wir in der Regel sowieso nicht hungrig und nutzen die zusätzliche Energie der Essenspause gerne, um aktiv und produktiv in den Tag zu starten. Die dadurch gewonnene Zeit empfinden wir als absolute Bereicherung. Umso mehr genießen wir es, den Tag mit einem ausgiebigen Abendessen ausklingen zu lassen. Nach getaner Arbeit kommt uns die entspannende Wirkung des Essens sehr entgegen.

Es gibt aber auch Menschen, denen das Frühstück am Morgen wichtig ist und die nicht darauf verzichten wollen oder können. Ihnen fällt es leichter, morgens wie gewohnt zu frühstücken und stattdessen die letzte Mahlzeit des Tages entsprechend weit nach vorne zu verlegen. Auch das hat seine Berechtigung.

→ **Frühstück nach hinten oder Abendessen nach vorne verschieben – Was ist besser?**
Anbei ein paar Fakten für unseren Verstand, um die Vor- und Nachteile der beiden Vorgehensweisen abzuwägen.

a) Ein Blick auf den Biorhythmus
Wie wir bereits auf Stufe 2 erwähnt haben, spricht einiges dafür, das Frühstück nach hinten zu verschieben. Der Körper befindet sich am Morgen im Modus von Reinigung und Ausscheidung. Ein ausgiebiges Frühstück würde diese natürliche Entgiftungsphase nur stören. Auch im Ayurveda gilt die Zeit zwischen 6 und 10 Uhr als sehr ungünstig für die Nahrungsaufnahme, weil die Verdauungskraft in diesen Stunden sehr schwach ist. Das wusste schon der Vorreiter des intermittierenden Fastens Edward Dewey Hooker, der das Morgenfasten bereits um das Jahr 1900 propagierte.[41]

Unserem natürlichen Biorhythmus entsprechend wäre es besser, das Frühstück nach hinten zu verschieben oder ganz ausfallen zu lassen. Genauso, wie alle anderen Lebewesen wird auch der Mensch durch bestimmte chrono-biologische Zyklen beeinflusst. Einer dieser Zyklen ist der Wechsel zwischen Tag und Nacht. Unser gesamtes Nerven- und Hormonsystem hat sich daran angepasst. Mit Hilfe von Helligkeit und

---

41 Einen ausführlichen Artikel zu diesem Pionier des Intervallfastens und seiner Methode des Morgenfastens finden Sie bei Interesse hier: www.if168.de/was-ist-morgenfasten/

Dunkelheit wird reguliert, wann welche Botenstoffe ausgeschüttet werden und welche Prozesse im Körper ablaufen.

Mit dem Sonnenaufgang wird der sympathische Teil des Nervensystems aktiv, der eine anregende und Energie freisetzende Wirkung auf uns hat. Er ist zum Beispiel zuständig für die Ausschüttung von Hormonen wie Adrenalin und Glukagon, die die Fettverbrennung in Gang setzen, indem sie die eingelagerten Fettsäuren aus dem Unterhautfettgewebe zur Energiegewinnung bereitstellen.

Wenn die Sonne ihren höchsten Stand erreicht hat, läuft der Sympathikus auf Hochtouren. Mit der absteigenden Sonne nimmt die Aktivität des Sympathikus immer weiter ab und die Kraft des Parasympathikus nimmt zu. Er ist der Gegenspieler des Sympathikus und zuständig für Erholung, Regeneration und Entspannung. Wenn dieser Teil des Nervensystems aktiv ist, werden wir müde und sehnen uns nach Ruhe und Erholung. Unser Körper schaltet dann um von Energiefreisetzung und Aktivität auf Regeneration und Erneuerung.

Nahrungsaufnahme blockiert den sympathischen Teil des Nervensystems und aktiviert den Parasympathikus – egal zu welcher Uhrzeit. Insbesondere der Verzehr von erhitzten Speisen und schnell verfügbaren Kohlenhydraten stimuliert den Parasympathikus und macht uns müde und träge. Das bedeutet also, die Dinge, die wir typischerweise zum Frühstück essen wie Brot, Müsli, süße Aufstriche usw. hemmen den Sympathikus und aktivieren den parasympathischen Teil unseres Nervensystems. Das ist einer der Gründe, wieso wir uns nach dem Essen so oft müde fühlen.

Ohne Frühstück am Morgen können wir von der vollen Wirkung des Sympathikus profitieren und dessen Energie freisetzende und aktivierende Wirkung nutzen, um fit und motiviert in den Tag zu starten.

Frühstück oder Abendessen weglassen?
1:0 für den Verzicht aufs Frühstück

b) Die physiologische Wirkung von Hunger
Aus evolutionsbiologischer Sicht ist Hunger in erster Linie ein Impuls zur Nahrungsbeschaffung. Hunger dient also als treibende Kraft, damit

wir uns in Bewegung setzen, um etwas Essbares aufzutreiben. Ursprünglich war körperliche Bewegung die Voraussetzung, um an Nahrung zu kommen. Unsere Vorfahren konnten ihre Lebensmittel nicht im Kühlschrank lagern oder schnell im Supermarkt besorgen. Es gab weder Restaurants noch Schnellimbisse. Nahrung musste frisch gesammelt oder gejagt werden. Ein Prozess, der immer wieder körperlichen Einsatz erforderte. Um unsere Erfolgschancen bei der Nahrungssuche zu erhöhen, werden bei Hunger Gene aktiviert, die uns körperlich und geistig leistungsfähig machen. Das bestätigt auch ein Blick ins Tierreich.

Ein ausgehungertes Tier kann für potentielle Beute extrem gefährlich werden, wohingegen ein Tier, das gerade erst gefressen hat, eher träge und entspannt ist. Ein hungriger Löwe stellt also für Beutetiere eine akute Gefahr dar, während ein vollgefressener Löwe wohl keine allzu große Motivation verspürt, um sich mehr als nötig zu bewegen, geschweige denn zu jagen.

Auch Redewendungen „Hungrig auf Erfolg sein.", „Hungrig auf den Sieg sein." bringen zum Vorschein, dass Hunger belebt und Energie frei setzt, um ein Ziel zu erreichen. Hunger verleiht uns den nötigen Biss – im wahrsten Sinne des Wortes –, den es braucht, um an einer Sache dran zu bleiben. Alles andere wäre ziemlich kontraproduktiv. Wären wir nur dann fähig, Leistung zu erbringen, wenn wir vorher ausreichend gegessen hätten, wäre die Menschheit sicherlich schon ausgestorben.

In Phasen ohne Nahrung wird, wie bereits erwähnt, cAMP (= cyclisches Adenosinmonophosphat) ausgeschüttet, eine stark aktivierende Substanz, die dafür sorgt, dass vermehrt Energie im Körper mobilisiert und freigesetzt wird und uns für unsere Aktivitäten zur Verfügung steht. Hunger hat deshalb eine aktivierende und belebende Wirkung, die wir durch Nahrungsaufnahme sofort stoppen und blockieren. Würden wir nicht direkt nach dem Aufwachen frühstücken, könnten wir diese Energie zur Bewältigung unser Alltagsanforderungen nutzen. Indem wir die erste Mahlzeit des Tages nach hinten verschieben und nicht direkt nach dem Aufstehen etwas essen, können wir am Morgen und Vormittag unsere Produktivität enorm steigern.

Frühstück oder Abendessen weglassen?
2:0 für den Verzicht aufs Frühstück

c) Wann ist Hunger am stärksten?

Hunger kommt natürlicherweise in Phasen, die ebenfalls durch den zirkadianen Rhythmus bestimmt werden. Da morgens durch die aktivierende Wirkung des Sympathikus unsere Cortisol- und Adrenalinwerte am höchsten sind und für die Energiefreisetzung aus unserem Fettgewebe sorgen, haben die meisten Menschen morgens keinen Hunger. Das ist ein gutes Zeichen, denn es zeigt, dass der Körper einen guten Zugang zu den natürlichen Rhythmen hat. Am Abend hingegen steigt der Appetit. Wie eine Studie[42] ermittelt hat, ist der Hunger morgens gegen acht Uhr am geringsten, während er am Abend um 20 Uhr am größten ist.

Durch die jahrelange Gewöhnung an ein Frühstück kann dieses natürliche Empfinden durcheinander geraten. Das lässt sich jedoch nach einer gewissen Zeit ohne Frühstück wieder korrigieren. Die wenigsten Menschen verspüren dann am Morgen noch Hunger. Zudem fällt es den meisten Menschen aufgrund der natürlichen Rhythmen von Hunger und Sättigung leichter, auf das Frühstück statt auf das Abendessen zu verzichten.

Wie ist das bei Ihnen? Haben Sie morgens überhaupt (noch) Hunger? Wenn Sie als Kind dazu angehalten wurden, das Haus nicht mit leerem Magen zu verlassen und dabei gegen Ihre natürliche Körperwahrnehmung handelten, empfinden Sie es vermutlich sogar als erleichternd, nicht mehr länger frühstücken zu *müssen*.

Frühstück oder Abendessen weglassen?
3:0 für den Verzicht aufs Frühstück

d) Soziale und praktische Faktoren

Der Mensch ist ein soziales Wesen und in den meisten Kulturen ist es üblich, gemeinsam zu essen. Essen verbindet und sorgt für ein ent-

---

[42] www.ncbi.nlm.nih.gov/pubmed/23456944

spanntes und geselliges Zusammensein. Ob beim Geschäftsessen mit Kollegen, beim gemeinsamen Abendessen mit der Familie oder bei Kaffee und Kuchen auf einer Geburtstagsfeier – diese Kopplung kann dazu führen, dass wir uns in Gesellschaft zum Essen verleiten lassen, obwohl wir gar nicht hungrig sind.

Damit intermittierendes Fasten uns nicht zum sozialen Außenseiter macht, ist es sinnvoll, seine Essensfenster unter Berücksichtigung dieser Aspekte geschickt zu planen. Da die meisten Menschen morgens unter Zeitdruck stehen und sowieso keine Zeit für ein gemütliches Frühstück haben, passt es in der Regel besser (zumindest unter der Woche), das Frühstück ausfallen zu lassen. Das gibt dann auch genug Spielraum für ein geschäftliches Mittagessen oder das gemeinsame Abendessen mit der Familie.

Wie ist das bei Ihnen? Welche Mahlzeit könnten Sie am ehesten unter sozialen Gesichtspunkten ausfallen lassen? Was würde Ihrer Familie, Ihrem Partner am wenigsten auffallen?

Frühstück oder Abendessen weglassen?
Vermutlich steht es jetzt 4:0 für den Verzicht aufs Frühstück

e) Gewichtsabnahme und Insulin

Manche Menschen wollen oder können nicht auf ihr Frühstück verzichten und bevorzugen es, ihr Abendessen nach vorne zu verschieben. Diese Vorgehensweise soll besonders effektiv zur Gewichtsabnahme sein, da abends die Insulinausschüttung nach einer Mahlzeit am höchsten ist. Das kann den Verzicht aufs Abendessen attraktiv machen, zumindest für diejenigen, die gerne abnehmen möchten oder unter einer Insulinresistenz leiden bzw. an Diabetes erkrankt sind.

Gemäß einer Studie[43] führt eine Mahlzeit, die am Abend gegessen wird, dazu, dass deutlich mehr Insulin ausgeschüttet wird, als wenn man die gleiche Mahlzeit am Morgen isst. Der unterschiedliche Zeitpunkt der Nahrungsaufnahme wirkt sich demnach zwar nicht auf die Dauer und Intensität der Insulinausschüttung aus, aber auf die Gesamtinsulinmen-

---
43 www.ncbi.nlm.nih.gov/pubmed/1566835

ge, die innerhalb von zwei Stunden nach der Mahlzeit ausgeschüttet wird. Dieselbe Mahlzeit führte bei den Studienteilnehmern abends zu einer 25 bis 50 % höheren Insulinausschüttung als am Morgen.

Auch hier ist vermutlich der zirkadiane Rhythmus ausschlaggebend, da am Morgen verstärkt das Hormon Cortisol ausgeschüttet wird. Dadurch wird die Mobilisierung eingelagerter Fettsäuren in Gang gesetzt, während die Insulinwerte dann besonders niedrig sind. Am Abend hingegen sind die Cortisolwerte normalerweise niedrig und der parasympathische Teil des Nervensystems ist aktiv. Da Insulin die Fetteinlagerung und Gewichtszunahme fördert und zugleich die Fettverbrennung hemmt, könnte Dinner-Cancelling (= das Abendessen weglassen) zu einer schnelleren Gewichtsabnahme führen als das Auslassen des Frühstücks.

Das bestätigt auch eine Studie[44] an übergewichtigen Frauen. Die Teilnehmerinnen, die am Morgen die kalorienreichste Mahlzeit des Tages zu sich nahmen, erzielten im Schnitt einen größeren Gewichtsverlust, als die Frauen, die ihre größte Mahlzeit am Abend einnahmen.

Frühstück oder Abendessen weglassen?
4:1 für den Verzicht aufs Frühstück

Doch warum schüttet der Körper am Abend mehr Insulin aus als am Morgen? Der Körper tut nichts ohne Grund. Am Abend ist unser gesamtes System von der Chronobiologie her auf Entspannung und Regeneration und damit auch auf das Wiederauffüllen der Energie- und Nährstoffspeicher eingestellt. Dazu brauchen wir Insulin. Dieses Hormon hat die Aufgabe, die mit der Nahrung aufgenommenen Nährstoffe in die Zellen zu schleusen und überschüssige Energie in unsere Depots einzulagern. Eine große Insulinausschüttung nach einer Mahlzeit ist daher physiologisch sinnvoll, um eine maximale Nährstoffausbeute zu ermöglichen.

Gleichzeitig zeigt die Erfahrung, dass zu großer Hunger in der Nacht den Schlaf stören kann. Das kann sich ungünstig auf das Stresspegel

---

44 www.onlinelibrary.wiley.com/doi/10.1002/oby.20460/epdf

auswirken, und Stress ist bekanntlich ein Faktor, der die Gewichtsabnahme erschwert.

Wie wir bereits wissen, ist auch das Hungerempfinden am Abend am größten, wodurch das Auslassen des Abendessens besonders schwierig fällt. Das könnte den Vorteil für die Gewichtsabnahme, den Dinner-Cancelling eventuell haben kann, wieder ausgleichen, falls man einer Heißhungerattacke am späten Abend erliegen würde.

f) Verjüngung und HGH

Das Wachstumshormon HGH gilt als einer der wichtigsten Parameter für die Verjüngung unserer Zellen. Die HGH-Produktion erreicht von Natur aus in der Nacht den Höchststand. Zu spätes Essen – besonders, wenn viele Kohlenhydrate enthalten sind – kann sich jedoch ungünstig auf die Ausschüttung von HGH auswirken. „Dinner-Cancelling", also das Weglassen des Abendessens, führt hingegen nachweislich zu einer vermehrten Ausschüttung des Wachstumshormons HGH. Daher preist zum Beispiel der österreichische Mediziner Prof. Dr. Dr. Johannes Huber das Weglassen des Abendessens als effektive Verjüngungskur an. Auch Johannes Heesters schwor auf das Abendfasten und erreichte ein Lebensalter von über 100 Jahren. Wenn ihm nach 14 Uhr noch etwas zu essen angeboten wurde, pflegte er zu antworten: „Diese Lippen sind nach 14 Uhr nur noch zum Küssen da."

Frühstück oder Abendessen weglassen?
4:2 für den Verzicht aufs Frühstück

Unsere Empfehlung: Sie entscheiden und machen Ihre eigenen Regeln!

Grundsätzlich halten wir persönlich die Ausrichtung der Essenspausen im Einklang mit dem natürlichen zirkadianen Rhythmus, an den der Mensch von Natur aus angepasst ist, am sinnvollsten. Daher lautet unsere grundsätzliche Empfehlung, das Frühstück nach hinten zu verschieben (bzw. auf der nächsten Stufe ganz wegzulassen), um die morgendliche Reinigungs- und Entgiftungsphase des Körpers zu unterstützen und von der aktivierenden Energie des Sympathikus zu profitieren.

Gleichzeitig empfehlen wir, um die nächtliche HGH-Produktion nicht zu stören, die letzte Mahlzeit am Abend nicht zu kurz vor dem Zubettgehen einzunehmen. Denn nicht nur Hunger, sondern auch ein zu voller Magen kann den Nachtschlaf und damit die nächtlich stattfindenden Verjüngungsprozesse stören. Zwei bis drei Stunden sollten Sie mindestens zwischen dem Abendessen und dem Zubettgehen einplanen. Je üppiger Ihr Abendessen ausfällt, umso größer sollte der Abstand sein. Das fördert nicht nur die Schlafqualität, sondern auch die nächtliche HGH-Produktion.

Die besten Empfehlungen bringen jedoch nicht viel, wenn sie nicht zu Ihnen und Ihrem Alltag passen. Dann werden Sie sie wohl kaum glücklich damit und nicht lange bei der Stange bleiben. Suchen Sie sich daher die Variante des intermittierenden Fastens aus, die für Sie am besten passt. Hier gibt es keine pauschal gültige Antwort. Intermittierendes Fasten lässt sich derart vielfältig gestalten, dass Sie sich Ihr ganz eigenes Konzept auf Ihre persönlichen Bedürfnisse angepasst maßschneidern können.

Wir beide bevorzugen es, die erste Mahlzeit des Tages möglichst weit nach hinten zu schieben. Das hat zwei Gründe: Erstens, weil wir die beim Fasten freigesetzte Energie gerne für die Aktivitäten am Vormittag nutzen. Und zweitens, weil wir es genießen, den Tag mit einer reichhaltigen Mahlzeit ausklingen zu lassen. Laut Aussagen des amerikanischen Neurologen David Perlmutter arbeiten Herz und Gehirn im Fastenmodus um 25 Prozent besser! Eine Erkenntnis, die wir aus eigener Erfahrung absolut bestätigen können.

Was jedoch für Sie persönlich am besten ist, können Sie nur selbst herausfinden. Falls Sie unsicher sind, welche Vorgehensweise für Sie optimal geeignet ist, raten wir Ihnen, ein wenig zu experimentieren. Schauen Sie, wie es sich anfühlt, wenn Sie vier Wochen lang den Fokus auf ein spätes Frühstück legen und vergleichen Sie das mit einer Testphase von ebenfalls vier Wochen, in der Sie das Abendessen nach vorne verlegen. So werden Sie am leichtesten erkennen, welcher Weg für Sie der richtige ist.

→ **Tipps zum Durchhalten: So hat Heißhunger keine Chance**
Mit einem aktivierten Fettstoffwechsel lassen sich auch längere Essenspausen gut durchhalten. Der Körper deckt in dieser Zeit seinen Energiebedarf aus den Reserven im Fettgewebe. Dadurch hält sich ein möglicherweise aufkommendes Hungergefühl in Grenzen und verschwindet dann auch schnell wieder von alleine. Allerdings kann es mental und emotional eine Herausforderung sein, 12 bis 14 Stunden ohne Nahrung auszukommen. Die folgenden Tipps können Ihnen helfen, diese etwas längere Auszeit vom Essen auch emotional gut zu bewältigen.

a) Gezielte Ablenkung
Der Mensch ist ein Gewohnheitstier, auch beim Essen. Es ist daher ganz normal, dass es sich erst einmal ungewohnt anfühlt, zu bisher gewohnten Uhrzeiten aufs Essen zu verzichten. Eine effektive Strategie, um damit besser zurecht zu kommen, ist Ablenkung. Wenn Sie sich z. B. entscheiden, das Frühstück weiter nach hinten zu verschieben, gönnen Sie sich doch einfach eine halbe Stunde mehr Schlaf. Stellen Sie Ihren Wecker entsprechend später, Sie sparen sich schließlich die Zeit, die Sie bisher zum Frühstücken gebraucht haben. Falls Sie einen Hund haben, können Sie auch die Gassirunde am Morgen verlängern. Auch eine Meditation oder ein Workout sind sinnvolle Investitionen, die zugleich für Ablenkung sorgen. Wie auch immer, freuen Sie sich ganz einfach über den Zeitgewinn und stecken Sie die Zeit, in was immer Ihnen gut tut.

Falls Sie weiterhin wie gewohnt frühstücken und dafür das Abendessen früher einnehmen, suchen Sie sich eine Beschäftigung für den Abend. Besonders zu Beginn kann es hilfreich sein, diese zusätzliche Freizeit in Gesellschaft zu verbringen. Verabreden Sie sich mit Freunden, besuchen Sie einen Vortrag, gehen Sie ins Fitnessstudio oder in die Sauna. Machen Sie sich die ersten Tage der Umstellung einfacher, indem Sie Ihre Zeit, in der Sie bisher normalerweise gegessen haben, mit anderen Dingen verplanen.

b) Hunger kommt und geht in Wellen
Wer noch nicht so viel Erfahrung mit gesundem Hunger hat, könnte befürchten, dass das Hungergefühl mit der Zeit immer stärker wird, je leerer der Magen wird. Hat man hingegen schon mal eine Fastenkur gemacht, weiß man jedoch, dass Hunger in Wellen kommt und immer wieder abebbt. Die meisten Menschen, die ein oder zwei Wochen lang fasten, berichten häufig, dass das Hungergefühl bereits ab dem dritten Tag stark nachlässt oder sogar komplett verschwindet. Falls Sie also während der täglichen Auszeiten vom Essen hungrig werden sollten, machen Sie sich bewusst, dass Hunger wellenförmig kommt und geht. Er wird nicht immer stärker, sondern verschwindet von selbst – auch, wenn wir nichts essen. Probieren Sie es doch einfach einmal aus! Je öfter Sie diese Erfahrung machen und erleben, dass der Hunger von ganz allein wieder verschwindet, desto stärker wird das Vertrauen in Ihren Körper.

c) Wasser trinken
Hunger- und Durstempfinden machen sich oft ähnlich bemerkbar. Wir interpretieren den Bedarf nach Wasser deshalb manchmal auch als Hunger. Es bietet sich an, beim nächsten Hungerempfinden einfach einmal ein großes Glas Wasser oder eine warme Tasse Tee zu trinken, und zu schauen, ob das Hungergefühl dadurch verschwindet.

Falls Ihnen pures Wasser zu langweilig ist, können Sie auch eine Scheibe frische Zitrone oder Orange, ein paar frisch gepflückte Pfefferminzblätter oder ein kleines Stück fein geschnittenen Ingwer ins Wasser geben. Neben dem feinen Armoma bekommen Sie dadurch auch noch eine kleine Extraportion pflanzlicher Vitalstoffe.

Wir zum Beispiel lieben es, nach einem Spaziergang mit unseren Hunden an warmen Sommertagen eine selbst gemachte *Brause* aus Sprudelwasser mit ein paar Spritzer frischem Zitronensaft und ein paar Tropfen Steinsalzsole zu trinken. Das erfrischt und energetisiert zugleich.

Tipp: Tee als Gaumenschmaus
Eine Tasse Tee kann eine wunderbare Möglichkeit darstellen, den vermeintlichen Hunger zwischendurch im Zaum zu halten. Ausgewählte Teesorten, die mit Lakritz, Zimt, Vanille oder anderen Gewürzen verfeinert sind, lassen die Teezeit zu einem ganz besonderen Geschmackserlebnis werden.

Wir selbst sind zum Beispiel große Fans der Marke Yogi Tee, die unzählige Mischungen unterschiedlicher Geschmacksrichtungen in ihrem Sortiment haben.

Vor allem grüner und weißer Tee sind reich an Catechinen, sekundären Pflanzenstoffen, die nachweislich das Herz-Kreislauf-System und die Fettverbrennung anregen. Diese Teesorten erleichtern vielen Menschen die Essenspause. Vielleicht funktioniert das ja auch bei Ihnen!

d) Vitalstoffe tanken
Inzwischen wissen Sie, dass Hungergefühle auch daher rühren können, dass Ihre Zellen mit wichtigen Vitalstoffen unterversorgt sind. Indem Sie während der Essenspause zellverfügbare Vitalstoffe zu sich nehmen, können Sie auftretende Hungergefühle im Zaum halten. Um die Vorzüge des Fastens nicht zu unterbrechen, empfehlen wir Ihnen hochwertige Nahrungsergänzungspräparate, die keine Kalorien enthalten und die Verdauungstätigkeit nicht aktivieren. Es ist schwierig, hier konkrete Ratschläge zu geben, ohne zu wissen, ob und wo ein Mangel vorliegt. Allerdings gibt es ein paar Substanzen, die so ziemlich jedem von uns gut tun, weil sie in der heutigen Ernährung meist zu kurz kommen und aufgrund unserer modernen stressreichen Lebensweise besonders benötigt werden.

Dazu zählen z. B.:
- zellverfügbare Mineralien und Spurenelemente z. B. aus Steinsalzsole oder fein zermahlener Sango Koralle
- B-Vitamine für das Nervensystem und den Glukosestoffwechsel

- OPC und Vitamin C[45] für einen guten Zellschutz
- organischer Schwefel (= MSM)[46], das ein wichtiger Bestandteil unserer Zellen ist und die Entgiftung unterstützt
- Vitamin D_3, das für unzählige Prozesse in unserem Körper wichtig ist.
- Vitamin K_2, das ebenfalls für viele Vorgänge wichtig ist, insbesondere für die optimale Verwertbarkeit von Vitamin D_3

Statt Nahrungsergänzungen einzunehmen, können Sie die benötigten Vitalstoffe auch durch Lebensmittel zuführen. Hier stellt sich allerdings das Problem, dass Nahrung die Verdauung in Gang setzt und damit streng genommen die Fastenphase unterbricht. Dennoch können Sie, falls es gar nicht anders geht und Sie kurz davorstehen, die Essenspause abzubrechen, Folgendes ausprobieren:

- frisch gepresste Säfte aus Wildpflanzen, Weizengras Gerstengras usw.
- Falls Sie keinen Entsafter haben oder keine Zeit zum Entsaften, können Sie sich Grüngraspulver aus Gerstengras, Spirulina oder Weizengras besorgen und davon ein bis zwei Teelöffel mit etwas Wasser vermischt trinken. Auch Moringa- und Matchapulver sind hierzu geeignet.
- Weitere Möglichkeiten, die Ihre Verdauung kaum belasten, sind Gemüse- oder Knochenbrühe. Im Idealfall bereiten Sie sich die Brühe aus frisch gekochtem Gemüse und Knochen selbst zu. Sie können aber auch ein hochwertiges Trockenpulver ohne künstliche Zusätze und Süßungsmittel verwenden. Um die Brühe gehaltvoller zu machen, können Sie ein bis zwei Teelöffel Kokosöl, Butter oder Ghee hinzugeben.
- Um das Hungergefühl zu dämpfen, ohne Nährstoffe aufzunehmen, können Sie auch ein Gemisch aus einem Esslöffel Flohsa-

---

45 Mehr Infos: www.inspiriert-sein.de/empfehlungen/nahrungsergaenzungen/opc-aus-traubenkernextrakt-fuer-straffe-haut-gesunde-blutgefaesse-und-so-viel-mehr

46 Mehr Infos: www.inspiriert-sein.de/empfehlungen/nahrungsergaenzungen/organischer-schwefel-zur-entgiftung-als-schmerzmittel-und-gegen-entzuendungen

menschalen, zwei Teelöffel Heilerde und ausreichend Wasser zu sich nehmen (am besten sofort nach dem Anrühren trinken, da die Flohsamen im Kontakt mit Wasser schnell aufquellen und sich die Mischung dann nicht mehr so gut trinken lässt). Damit dämpfen Sie nicht nur das Hungergefühl, sondern unterstützen auch die Reinigung des Verdauungstraktes.
- Manche Menschen brauchen eher etwas zu knabbern statt einer Flüssigkeit. Eine halbe Tasse Sprossen, ein Blatt Grünkohl, ein bis zwei Esslöffel Chia- oder Leinsamen können dann gut tun. Zur Not sind auch eine Avocado, ein Stück Gurke, zwei Tomaten, ein Ei oder ein paar Nüsse erlaubt – zumindest in der Umstellungsphase.

Aufgepasst: Gründlich kauen ist besonders wichtig!
Fasten bedeutet streng genommen, auf jede Form von Kalorien zu verzichten. Manchmal ist es jedoch besser, eine Kleinigkeit zu sich zu nehmen, als die Essenspause ganz abzubrechen. In solchen Fällen ist es besonders wichtig, jeden Bissen gründlich zu kauen. So bleibt der Verdauungsapparat weitestgehend unbelastet.

Wenn Sie so lange kauen, bis die Speise sich im Mund verflüssigt hat, stört ein wenig Nahrung Ihren Körper beim Fasten nicht so stark. Selbst, wenn es sich dabei um ein Stück Obst oder einen kleinen Rohkostsalat handelt. Seien Sie deshalb nicht zu streng zu sich. Geben Sie Ihrem Körper die Zeit, die er für die Umstellung braucht und erleichtern Sie sich den Einstieg. Es ist noch kein Meister vom Himmel gefallen und auch Fasten will geübt werden.

3. Gut gesättigt durch die Essenspause kommen
Die Essenspausen stellen nur eine Seite der Medaille dar. Während der Essensphase ausreichend und gut zu essen, ist genauso wichtig. Wir können Hunger nämlich nur dann genießen, wenn wir uns zwischen den Hungerphasen immer wieder richtig satt essen. Gerade bei längeren Auszeiten vom Essen ist es wichtig, innerhalb des Essensfensters genügend Nährstoffe aufzunehmen.

Achten Sie also darauf, sich bei Ihren Mahlzeiten richtig satt zu essen und Ihrem Appetit zu folgen. Das ist ein ganz natürliches menschliches Bedürfnis! Sie brauchen keine Angst zu haben, wenn die Portionen dabei etwas größer ausfallen, als Sie es sonst gewohnt sind. Wenn Sie seltener essen, dürfen Sie zu den Mahlzeiten ruhig auch mehr essen. Vertrauen Sie hier auf die Weisheit Ihres Körpers, der Ihnen sagt, wann Sie genug gegessen haben.

→ **Tipps für eine lang anhaltende Sättigung**
Gerade bei der letzten Mahlzeit vor der Essenspause ist es – auch aufgrund psychologischer Aspekte – wichtig, dass Sie genug Nahrung zu sich nehmen. Ihr Körper muss gut mit Vitalstoffen versorgt sein, damit Sie gut gesättigt und mit einem Wohlgefühl durch die Essenspause kommen. Ansonsten könnte eine Heißhungerattacke Ihnen einen Strich durch die Rechnung machen, und das wollen wir ja nicht. Essen Sie sich also wirklich satt zu den Mahlzeiten. Das gilt besonders für die letzte Mahlzeit vor der Essenspause.

Falls Sie Schwierigkeiten damit haben, in dem verkürzten Zeitfenster genug zu essen, um die längere Essenspause gut zu überstehen, wählen Sie Nahrungsmittel, die lange satt machen und die Sie mit ausreichend Energie versorgen. Besonders empfehlenswert sind hier hochwertige Fette, mit denen Sie Ihre Speisen anreichern können. Sparen Sie also nicht mit Kokosöl, Ghee, Sahne oder Butter – Nahrungsmittel, die dafür bekannt sind, lange satt und zufrieden zu machen. Auch Nüsse, Käse, Eier, Hülsenfrüchte oder Fleisch können Ihnen dabei helfen, trotz geringem Nahrungsvolumen länger satt zu bleiben.

Achten Sie gerade in der ersten Mahlzeit nach der Essenspause auf ausreichend Vitalstoffe. Ihre Zellen brauchen diese regelmäßig und nach der Fastenphase werden sie besonders gut verwertet. Essen Sie lieber naturbelassene Nahrung und bereiten Sie vor allem die erste Speise nach der Essenspause aus frischen Lebensmitteln zu. Ein bunt gemischter Salat (mit selbst gezogenen Sprossen) oder ein grüner Smoothie (mit Wildkräutern) wären ein idealer Start nach der Auszeit vom Essen.

Lassen Sie sich auch von den Ernährungsempfehlungen gegen Überessen inspirieren. Denn letztendlich geht es auch dabei darum, die Sättigung zu verbessern. Der ein oder andere Tipp könnte also auch dann hilfreich sein, wenn Sie Schwierigkeiten damit haben, ausreichend zu essen.

→ **Tipps gegen Überessen**
Manche Menschen neigen dazu, sich während der Umstellungsphase zum Intervallfasten bei ihren Mahlzeiten zu überessen. Vor allem bei der letzten Mahlzeit vor der Fastenphase tendieren sie dazu, eine doppelte Portion zu essen, aus Angst, sonst Hunger leiden zu müssen. Das kann vorkommen und reguliert sich in den meisten Fällen nach einer Weile von selbst. Trotzdem möchten wir Ihnen ein paar Tipps geben, mit denen Sie Hungergefühlen während der Essenspause vorbeugen können, ohne sich zu überessen.

a) Mehr Ballaststoffe und wasserreiche Lebensmittel
Der erste Trigger in puncto Sättigungsgefühl ist die Ausdehnung des Magens. Kalorien interessieren ihn nicht. Die Dehnungsrezeptoren in der Magenwand werden durch die Füllungsmenge aktiviert. Ballaststoffreiche Nahrungsmittel mit einem hohen Wassergehalt sind sehr gut geeignet, um ein gewisses Volumen zu erzeugen und zugleich die Verdauung zu fördern.

Falls Überessen bei Ihnen ein Thema sein sollte, können Sie auf Nahrung mit einem hohen Wasser- und Ballaststoffgehalt zurück greifen. Frisches Obst und Gemüse sind hier besonders gut geeignet. Sie füllen den Magen, haben wenig Kalorien und liefern dazu noch jede Menge Vitalstoffe, die unsere Zellen dringend benötigen und die für eine wirklich befriedigende Sättigung wichtig sind. Die enthaltenen Ballaststoffe quellen im Magen auf und sorgen für ein gutes Volumen. Gleichzeitig dienen sie den gesunden Darmbakterien als Nahrungsquelle.

b) Vitalstoffe statt leere Kalorien!
Die Dehnungsrezeptoren in der Magen- und Darmwand registrieren, wie weit Magen und Darm gefüllt sind. Um aber nicht nur satt und voll, sondern auch zellulär gut gesättigt zu sein, spielt nicht nur die Nahrungsmenge, sondern vor allem die Qualität der Nahrung eine Rolle.

Ein voller Magen macht zwar kurzfristig satt, aber wenn zu wenig Nährstoffe, vor allem zu wenig Mikronährstoffe wie Vitamine und Mineralien, aufgenommen werden, registriert das der Körper sehr schnell. Neben Energie und Baumaterial braucht er nämlich auch Vitalstoffe für sämtliche Stoffwechselprozesse. Leere Kalorienträger füllen zwar den Magen, nähren aber nicht unsere Zellen. Daher fühlen wir uns nach Junkfood schnell wieder hungrig.

Hier kann es also sinnvoll sein, vitalstoffdichte Nahrungsmittel zu bevorzugen. Essen Sie Nahrungsmittel mit einem hohen Gehalt an zellverfügbaren Mineralien, Vitaminen und Spurenelementen und meiden Sie leere Kalorienträger wie Weißmehl, Süßigkeiten und Fertigprodukte.

Besonders Zucker und Weißmehl führen dazu, dass der Körper schnell wieder Hunger signalisiert. Brot, Nudeln, Kekse, Kuchen, Gebäck liefern viel Glukose, die schnell ins Blut schießt und für einen kurzfristigen Energiekick sorgt. Der hält aber nicht lange an und der Blutzuckerspiegel sinkt schnell wieder ab, weshalb wir auch schnell wieder hungrig werden. Außerdem fehlen hier die Begleitstoffe, die für die Verstoffwechslung von Glukose nötig sind. Das bedeutet, unser Körper verbraucht dann gespeicherte Mikronährstoffe, wodurch langfristig Mängel entstehen und die Energiegewinnung leidet. Ein guter Grund also mit solchen Nahrungsmitteln sparsam umzugehen.

Forscher haben zudem herausgefunden, dass Junkfood, insbesondere die Kombination aus raffinierten Kohlenhydraten, Industriefetten und Salz, das Belohnungszentrum im Gehirn stärker als jede natürliche Nahrung stimuliert. Durch den Verzehr solcher Kunstprodukte werden so viele Glücks- und Wohlfühlbotenstoffe ausgeschüttet, dass wir regelrecht süchtig danach werden können. Wir können dann tatsächlich nicht mehr mit dem Essen aufhören, bevor nicht alles leer gegessen ist. Die Biochemie in unserem Gehirn nötigt uns dann förmlich dazu. Die Lebensmittelindustrie macht sich diesen Mechanismus natürlich zunutze und entwickelt ganz gezielt Fertigprodukte, Süßigkeiten und Getränke, die den Richtlinien der sogenannten *Fressformel* entsprechen.

Falls Sie auf Zucker, herkömmliches Brot und Nudeln nicht ganz verzichten möchten, essen Sie solche Dinge besser erst, nachdem Sie sich vorab gut mit ballaststoff- und vitalstoffreichen Nahrungsmitteln versorgt haben. Dann wird es Ihnen leichter fallen, die Menge zu reduzieren und sich nicht daran zu überessen. Mit anderen Arten von Junkfood können Sie es genauso handhaben. Es ist immer besser, erst einmal vorab einen großen Salatteller, einen grünen Smoothie oder eine selbst gemachte Suppe zu essen und dann erst Pommes, Burger, Bratwurst oder etwas Süßes. Dadurch wird die starke Wirkung von Fastfood und Zucker auf das Belohnungssystem etwas abgemildert.

Geheimtipp grüne Smoothies
Grüne Smoothies stellen eine wunderbare Möglichkeit dar, mehr Vitalstoffe und gleichzeitig mehr Ballaststoffe in die Ernährung zu integrieren. Die meisten Mikronährstoffe sind in der Pflanze an Ballaststoffe gebunden, die durch das Mixen so aufgespalten werden, dass unser Körper sie gut aufnehmen kann. Im Gegensatz zu gepressten Säften trinkt man im grünen Smoothie die Ballaststoffe mit. Deshalb liefert ein Smoothie deutlich mehr Vital- und Ballaststoffe als ein Saft. Vielleicht schmecken Ihnen ja grüne Smoothies genauso gut wie uns!

Wir nehmen am liebsten frisch gepflückte Wildkräuter aus dem Wald, die in ihrem Vitalstoffgehalt allen anderen Lebensmitteln deutlich überlegen sind. Je nach Jahreszeit verwenden wir auch Grünkohl, Spinat, Gurken oder grüne Blattsalate. Das Grün von Möhren und Rote Beete ist ebenfalls sehr gut geeignet. Mixen Sie das Grünzeug mit ein wenig Obst. Wir nehmen gerne zwei verschiedene Obstorten wie z. B. Apfel und Kiwi oder Orange und Banane. Dann geben wir noch etwas Wasser hinzu (im Winter warmes Wasser) und eventuell noch ein paar Gewürze wie Ingwer, Kurkuma oder Zimt.

Zur Herstellung grüner Smoothies verwendet man am besten einen Hochleistungsmixer, der das Pflanzengrün besonders gut aufspaltet. Außerdem ist es wichtig, den Smoothie zu löffeln, statt zu trinken. Denn nur dann kommt die Speichelproduktion hinterher, die wichtig ist, damit die Nährstoffe, die wir aufnehmen, auch tatsächlich in unseren Zellen ankommen.

c) Mehr hochwertiges Eiweiß und gesunde Fette

Eiweiß- und fettreiche Nahrungsmittel sättigen sehr gut und machen lange satt. Das hängt vermutlich an zwei Faktoren. Zum einen stimulieren Fettsäuren und Aminosäuren die Sättigungshormone stärker als Kohlenhydrate. Und zweitens führen sie zu einer verzögerten Magenentleerung, wodurch sie länger satt machen.

Von jetzt könnten Sie also einmal damit experimentieren, wie es sich anfühlt, wenn Sie mehr Fette und Proteine in Ihre Ernährung integrieren. Wir empfehlen hier natürlich auf gesunde, hochwertige und biologisch erzeugte Protein- und Fettquellen zu achten.

Gute Eiweißlieferanten sind in unseren Augen z. B. Eier von freilaufenden und grasfressenden Hühnern, vor allem in roher Form z. B. verarbeitet als Zutat in einem weißen Smoothie, mehr dazu gleich. Unter den pflanzlichen Eiweißlieferanten sind geschälte Hanfsamen besonders hervorzuheben. Sie enthalten Aminosäuren, die sehr gut von unseren Zellen verstoffwechselt werden können. Als Fettquellen empfehlen wir Kokosöl und Kokosmus in Rohkostqualität sowie (Roh-)Milchbutter von weidenden Kühen. Sie können auch mit Sahne und Ghee experimentieren.

Eine geniale Möglichkeit, da einfach zubereitet und äußerst lecker im Geschmack, sind weiße Smoothies, auch Lubrikatoren genannt. Diese versorgen unseren Körper mit hochwertigen Fett- und Aminosäuren. So wie grüne Smoothies werden auch Lubrikatoren mit Hilfe eines Mixers hergestellt. Doch anstelle von grünem Gemüse sind hier gesunde Fette wie Kokosöl, Kokosmus oder Butter und hochwertige Proteine in Form von Eiern oder Hanfsamen die Hauptzutaten. Weiße Smoothies lassen sich süß, fruchtig oder herzhaft zubereiten und eignen sich hervorragend, um unsere Zellen mit lebenswichtigen Mikronährstoffen und Vitalstoffen zu versorgen.

Die Standardversion für einen Lubrikator nach seinem Erfinder Aajonus Vonderplanitz lautet:
- 2 rohe Eier
- frisch gepresster Saft einer halben bis einer Zitrone

- 2 Esslöffel Rohmilchbutter
- sowie 1 Esslöffel Honig

Die Zutaten werden im Mixer püriert und zu einem cremigen Shake verarbeitet.

Für die vegane Variante ersetzen wir die Eier durch zwei Esslöffel geschälte rohe Hanfsamen und verwenden statt der Rohmilchbutter Kokosmus oder Kokosöl. Auch der Bienenhonig lässt sich durch Datteln, andere Trockenfrüchte, Kokosblütenzucker oder Stevia ersetzen. Die Standardversion für einen veganen weißen Smoothie lautet also:
- 2 Esslöffel geschälte Hanfsamen
- frisch gepressten Saft einer halben bis einer Zitrone
- 2 Esslöffel Kokosöl oder Kokosmus
- sowie 2 – 3 Datteln

Wer keine Zitronen mag oder verträgt, kann auch andere Obstsorten verwenden. Erlaubt ist alles, was schmeckt. Wir verwenden sehr gerne Äpfel, Birnen, Beeren, Kirschen oder Bananen. Gewürze wie Zimt, Vanille, Kakao usw. bringen Abwechslung in die weißen Smoothies. Wem die Süße von reifen Früchten nicht ausreicht, kann auch eine Prise Stevia, Trockenfrüchte, etwas Xylit, Erythrit, L-Glycin, Ahornsirup oder Honig verwenden. Nüsse und Ölsaaten sind ebenfalls eine leckere eiweißreiche Ergänzung.

Weiße Smoothies müssen nicht zwangsläufig süß zubereitet werden. Auch herzhafte Varianten mit Tomaten, Gurken und Avocados sind sehr schmackhaft und eignen sich z. B. als Dip für Gemüse oder als Dressing für Salate. Mehr Infos und Rezeptideen finden Sie auch in unserem Ratgeber „Weiße Smoothies zum Abnehmen, Entgiften und Wohlfühlen"[47].

d) Zeit nehmen fürs Essen

Egal, was Sie essen, lassen Sie sich Zeit beim Essen! Die Kommunikation zwischen Magen und Gehirn benötigt einige Minuten. Nach ungefähr 20 Minuten sendet das Gehirn Sättigungsimpulse, wenn der Magen

---

47 www.inspiriert-sein.de/unsere-produkte/ebooks-buecher/lubrikatoren

eine gewisse Füllung erreicht. Es lohnt sich, vor allem die ersten Bissen gründlich zu kauen, damit die Nahrung besser verwertet wird. Legen Sie zwischen den einzelnen Bissen ruhig auch mal kurze Pausen ein, in denen Sie das Besteck zur Seite legen. Sie werden sehen, ein wenig Entschleunigung beim Essen wirkt sich rundum wohltuend aus und erhöht sogar den Genuss!

e) Emotionale Verstrickungen auflösen
Überessen kann auch emotionale Gründe haben. Wenn wir Essen bisher als Strategie eingesetzt haben, um uns nach einem anstrengenden Tag zu belohnen oder bei zwischenmenschlichen Konflikten zu trösten, wird sich diese Thematik nicht einfach in Luft auflösen. Hier wäre es wichtig, genauer hinzuschauen. Was suchen Sie im Essen? Welche Art von Befriedigung erhoffen Sie sich dadurch? Machen Sie sich bewusst, dass Nahrung zwar Ihre Zellen nähren und Genuss bereiten kann, aber nicht geeignet ist, um ein emotionales Gleichgewicht zu schaffen.

Statt sich Vorwürfe zu machen, wenn Sie mehr essen als eigentlich notwendig gewesen wäre, bringen Sie lieber mehr Bewusstsein in Ihr Handeln. Wie fühlt es sich an, wenn Sie zu viel essen? Wie geht es Ihrem Magen und den anderen Verdauungsorganen? Wie lebendig fühlen Sie sich danach und wie viel Energie haben Sie? Wenn Sie Ihrem Verhalten und dessen Auswirkungen mit mehr Achtsamkeit begegnen, kann es passieren, dass sich allein dadurch etwas verändert. Probieren Sie es aus!

Umfassende Hilfestellung zum Thema Überessen aufgrund emotionaler Verstrickungen finden Sie auch auf unserer Gesundheitsplattform www.inspiriert-sein.de in der Rubrik „Seelennahrung".[48]

Die wichtigsten Tipps, um gut genährt und zellulär versorgt durch die Essenspause zu kommen auf einen Blick:
- Achten Sie bei Nahrungsmitteln auf die Vitalstoffdichte statt auf die Kaloriendichte.
- Wasserhaltige und ballaststoffreiche Nahrungsmittel füllen den Magen besonders gut und enthalten wenig Kalorien.

---

[48] www.inspiriert-sein.de/home/seelennahrung

- Mehr gesunde Fette und Aminosäuren können die Sättigung verbessern → Stichwort weiße Smoothies.
- Meiden Sie schnell verwertbare Kohlenhydrate, die zu starken Blutzuckerschwankungen führen bzw. essen Sie solche nur zum Nachtisch.
- Meiden Sie Industrieprodukte, die das Belohnungssystem übermäßig triggern und bevorzugen Sie naturbelassene, vollwertige Nahrungsmittel.
- Leptinresistenz stört das Sättigungsempfinden und führt dazu, dass wir uns nie wirklich satt fühlen. Intermittierendes Fasten kann dabei helfen, diese Resistenz aufzulösen und das Sättigungsempfinden wieder herzustellen.
- Achten Sie darauf, warum Sie essen und machen Sie sich bewusst, dass sich emotionaler Hunger niemals wirklich durch physische Nahrung stillen lässt.
- Lassen Sie Angewohnheiten und Konditionierungen hinter sich, die Ihnen suggerieren, dass Sie stets den Teller leer essen müssen und keine Reste hinterlassen dürfen. Die körpereigenen Impulse aufgrund solcher Fehlweisheiten zu übergehen und durcheinander zu bringen ist ein grundlegendes Problem bei vielen ungünstigen Ernährungsmustern und emotionalen Kopplungen.

Fazit Stufe 3

Sie wissen jetzt, wie Sie Ihre Essenspause ohne große Sensationen verlängern können und wie Sie gut gesättigt durch die Fastenperiode kommen. Selbst, wenn es mal an einem Tag nicht so leicht von der Hand gehen sollte, bleiben Sie trotzdem am Ball!

Bonusaufgabe Stufe 3: Essen muss schmecken!

Essen soll satt machen und uns mit allen wichtigen Nährstoffen versorgen. Der Genuss ist beim Essen mindestens genauso wichtig und zwar nicht nur für unser emotionales Gleichgewicht, sondern auch für die Verdauung. Egal, wie gesund ein Nahrungsmittel auch sein mag, wenn es uns nicht schmeckt und wir es mit Widerwillen zu uns nehmen, tun wir uns damit nichts Gutes. Gleichzeitig gilt, dass wirklicher Genuss beim Essen kleine Ernährungssünden sogar ausbügeln kann. Wie gut wir unsere Nahrung verdauen und wie viele Nährstoffe unser Körper daraus gewinnt, hängt auch maßgeblich davon ab, ob wir unser Essen genießen oder nicht. Ein Faktor, der oft nicht gebührend berücksichtigt wird.

Schmecken kann nur das, worauf wir auch Appetit haben! Wir laden Sie dazu ein, ab heute ganz bewusst auf Ihren Appetit zu achten. Worauf haben Sie am meisten Lust? Beim Gedanken an welche Speise läuft Ihnen das Wasser bereits jetzt im Munde zusammen? Im Idealfall gönnen Sie sich das, worauf Ihr Appetit am größten ist – zumindest nach der eigentlichen Essenspause.

Halten Sie kurz inne und nehmen Sie sich vor dem Essen ein wenig Zeit, um in sich hinein zu lauschen. Worauf haben Sie gerade am meisten Lust und wonach verlangt Ihr Körper am stärksten? Möchte er lieber einen Apfel oder einen Schokoriegel? Brauchen Sie eher etwas Saftiges oder eher etwas Knackiges? Soll es lieber herzhaft oder süß sein? Reicht eine kleine Portion oder brauchen Sie noch einen Nachschlag? Vor allem bei der ersten Mahlzeit nach der Fastenperiode lohnt es sich, besonders genau hin zu spüren, was der Körper braucht.

Aufgepasst! Vorlieben können sich ändern
Es kann gut sein, dass Ihr Körper nach der mehrstündigen Auszeit vom Essen anders auf Nahrung reagiert, als Sie es bisher gewohnt sind und sich Ihre Vorlieben und Gewohnheiten dadurch verändern.

Eine Freundin von uns hat zum Beispiel beobachtet, dass ihr Körper seit dem Intervallfasten viel sensibler reagiert auf Brot und Müsli – Nahrungsmittel, die sie sonst für gewöhnlich zum Frühstück gegessen hat. Nach der verlängerten Essenspause reagierte ihr Körper darauf mit Blähungen und Krämpfen. Ein Stück Obst oder einen Smoothie verträgt sie dann hingegen prächtig. Sie hat das Gefühl, dass leichte und frische Lebensmittel ihrem Körper nach der Fastenphase besser bekommen und auch am besten schmecken. So hat allein das Lauschen auf die Bedürfnisse ihres Körpers dazu geführt, dass sie ihre Ernährung – zumindest direkt nach der Essenspause – umgestellt hat, und zwar ohne den Eindruck von Verzicht oder Disziplin!

Auch unser Appetit hat sich durch das intermittierende Fasten verändert. Vor allem nach den Essenspausen haben wir ein gesteigertes Verlangen nach frischer, lebendiger Rohkost. Besonders auffällig war das nach unserer ersten 24- bis 36-stündigen Fastenperiode. Auf einmal lief uns das Wasser beim Gedanken an einen Obstsalat mit leckeren Früchten oder an einen Teller Gemüsespaghetti mit einer feinen Soße im Munde zusammen. Alles andere konnte uns erst einmal gestohlen bleiben. Schon spannend, wie sich Appetit und Vorlieben durchs Intervallfasten verändern können. Wir sind gespannt, was sich bei Ihnen in dieser Hinsicht tut.

Öffnen Sie sich für potentielle Veränderungen und lauschen Sie auf die Signale Ihres Körpers. Seien Sie es sich Wert, nur das zu essen, was Ihnen wirklich schmeckt und was sich gut anfühlt. Dadurch fördern Sie nicht nur den Genuss beim Essen, sondern unterstützen gleichzeitig auch noch Ihre Verdauung und Ihren Stoffwechsel.

Stufe 4: Finale! 16-stündige Essenspausen für gesunde Zellen und ein langes Leben

Das erwartet Sie auf Stufe 4:
- Ankommen bei 16-stündigen Phasen ohne Nahrung
- Motivationsschub Autophagie: Was ist das? Und was bringt es mir?
- Tipps für die Umsetzung von IF 16/8 → Tipps für Schichtarbeiter → Sind Ausnahmen erlaubt? → IF mit Partner und Familie
- Tipps im Umgang mit inneren und äußeren Saboteuren
- Wer fastet, darf auch schlemmen → satt essen erlaubt!
- Wenn der Appetit verloren geht → Fasten als beste Medizin gegen mangelnde Lust aufs Essen
- Hilfe bei Entgiftungserscheinungen

Die Challenge in dieser Woche lautet: Die Autophagie auf Hochtouren bringen durch 16-stündige Essenspausen für gesunde Zellen und ein langes Leben.

Herzlich willkommen auf der vierten und damit der letzten Stufe unseres Programms. Jetzt haben Sie es fast geschafft! Sie brauchen Ihre Essenspause lediglich noch um zwei weitere Stunden auszudehnen und das Ziel ist erreicht. 16-stündige Phasen ohne Nahrung sind lange genug, um von den meisten Vorteilen des intermittierenden Fastens zu profitieren. Dadurch gönnen Sie Ihrem System genug Erholung, damit die Reinigungs- und Reparaturvorgänge Ihrer Zellen und Gewebe unterstützt werden. Das ist eine grundlegende Voraussetzung für mehr Gesundheit, Lebensenergie und Wohlbefinden!

Im Rahmen der Autophagie, dem körpereigenen zellulären Selbstreinigungs- und Regenerationsmechanismus, entledigt sich der Körper von Zelltrümmern, Stoffwechselabbauprodukten und Krankheitserregern. Dabei sortiert der Körper noch brauchbare Moleküle aus und recycelt diese, der Rest wird ausgeschieden. Die Autophagie wird durch 16-stündige Essenspausen derart aktiviert, dass sie ab sofort Tag für Tag reinigend und verjüngend auf Ihren ganzen Körper wirkt, was nachweislich positive Effekte auf Gesundheit und Lebenserwartung mit sich bringt.

Wenn Sie diese Stufe meistern, werden Sie sich schon bald so fit und energiegeladen fühlen, wie schon lange nicht mehr. Es kann gut sein, dass Sie von Menschen aus Ihrem Umfeld verwundert darauf angesprochen werden, wie Sie es schaffen, so jung und erholt auszusehen und dabei auch noch so viel positive Energie zu versprühen. Sehr wahrscheinlich tippen viele, dass Sie gerade in Urlaub waren, so frisch und lebendig Sie wirken. Intermittierendes Fasten kann auch Ihr Leben absolut bereichern!

1. 16 Stunden ohne Nahrung – Autophagie als Motivationsschub

Für optimale Zellgesundheit brauchen wir sowohl Phasen des Wachstums und Aufbaus sowie Phasen der Reinigung und Säuberung. Wenn wir essen und dadurch die Insulinausschüttung anregen, erhalten unsere Zellen den Befehl zu Aufbau und Wachstum. Erst, wenn die Verwertung der Nährstoffe aus der Mahlzeit abgeschlossen ist, beginnt die zelluläre Säuberung und Reinigung. Damit diese beiden Programme in einem ausgewogenem Verhältnis ablaufen können, verfügt jede unserer Zellen über sogenannte Energiemessfühler, die 24 Stunden rund um die Uhr aktiv sind und die vorhandenen Energiereserven der Zelle messen.

Wenn die Nährstoffe aus der letzten Mahlzeit aufgebraucht sind und die Energie knapp wird, schlagen die Messfühler Alarm und die Stoffwechselvorgänge in der Zelle werden dementsprechend angepasst. Dabei kommt es bei verschiedenen Parametern zu Veränderungen, wie z. B. dem Eiweiß GLUT-4 (das ist der Glukosetransporter, der Glukose in die Zelle aufnimmt), dem Enzym Adenosinmonokinase oder dem zyklischen cAMP. Diese Veränderungen sind messbar und starten bereits 8 bis 12 Stunden nach der letzten Nahrungsaufnahme. Die Zelle beginnt dann, Stoffwechselreste wie fehlgefaltete Proteine und andere Ablagerungen zu zerlegen, um z. B. daraus neues Brennmaterial zu gewinnen. Damit schlägt sie gleich zwei Fliegen mit einer Klappe. Erstens löst sie ihr akutes Energieproblem und zweitens werden Abfallstoffe und Zelltrümmer beseitigt, die sich sonst im Laufe der Zeit immer weiter anhäufen und dadurch störend auf die Stoffwechselprozesse im Körper wirken und zu einer vorzeitigen Alterung beitragen.

Wissenschaftler bezeichnen diese zersetzenden Vorgänge als Autophagie. Die Autophagie ist ein lebenswichtiges körpereigenes System zur Aufrechterhaltung der Energieversorgung bei Nahrungsmittelknappheit und zur Reinigung und Entgiftung der Zellen, Gewebe und Organe.

→ **Was ist Autophagie? Zellreparatur durch Fasten**
Wo Leben ist, entsteht Müll. Dieses Gesetz der Natur gilt bis auf die kleinste Ebene des Lebens, die Zellen. Der menschliche Körper besteht aus etwa 100 Billionen Zellen. Und in jeder einzelnen sammelt sich Müll, der beseitigt werden muss. Ein Problem, das so alt ist, wie das Leben selbst. Die Evolution hat den Zellen dazu ein eigenes Recyclingsystem beschert. Zellbiologen nennen es Autophagie, was so viel bedeutet, wie sich selbst fressen.

Bekannt ist diese Fähigkeit der Zellen schon seit den 60er Jahren. Wie das Zellrecyclingsystem allerdings funktioniert, konnte der japanische Mikrobiologe Yoshinori Ōsumi[49] erst 30 Jahre später entschlüsseln, wofür er 2016 den Nobelpreis für Medizin[50] verliehen bekam. Er erzählt, dass es erst dank des Einsatzes eines Elektronenmikroskops gelungen ist, die Autophagie bei Hefezellen genau zu beobachten. Damit war der Weg frei, die Gene zu entschlüsseln, die diesen Vorgang steuern. Erst ab diesem Zeitpunkt ging es mit der Erforschung der Autophagie zügig voran.

Als man dann entdeckte, dass dieselben Gene, die die Autophagie in den Hefezellen steuern, auch im menschlichen Körper vorkommen, wurde die Autophagie endgültig zum Gegenstand der modernen Mikrobiologie. In den 90er Jahren entdeckten Ohsumi und seine Mitarbeiter 18 verschiedene Gene, die an der Autophagie beteiligt sind. Heute weiß

---

49 www.de.wikipedia.org/wiki/Yoshinori_Ōsumi

50 www.nobelprize.org/nobel_prizes/medicine/laureates/2016/press.html

man von mindestens 35 Genen, die diesen Vorgang steuern. Beim Fasten werden über 1200 Gene aktiviert und unzählige Moleküle.

Zellmüll besteht aus ausgesonderten Mitochondrien, Krankheitserregern oder fehlgefalteten Proteinen. Bliebe der Müll einfach liegen, würde er in kurzer Zeit Überhand nehmen und die Zelle schädigen. Um das zu verhindern gibt es das Programm der Autophagie. Dabei werden die ausgemusterten Zellbestandteile chemisch markiert und von einer Doppelmembran eingefasst. Der Abfall befindet sich nun in einer Art Müllsack, der mit einem anderen Zellorganell, dem Lysosom, verschmilzt. Das Lysosom bringt Verdauungsenzyme in den Verbund, die den Abfall chemisch zerlegen und zwar in Aminosäuren, die dann in das Zellplasma ausgeschieden werden und dort wieder als biochemische Bausteine zur Verfügung stehen.

Die Autophagie ist ein zellulärer Gesunderhaltungsprozess, der auf niedrigem Level ständig in jeder Zelle abläuft. Richtig aktiv wird er hingegen, wenn die Zelle in einen Mangelzustand gerät, z. B. durch Sport. Denn Sport senkt kurzfristig die Nährstoffkonzentration im Blut. Fehlen diese in den Zellen, gleichen diese den Mangel aus, indem sie beginnen, ihren Abfall zu recyceln. Noch effektiver ist es aber, seine Zellen regelmäßig hungern zu lassen. Ein optimaler Weg hierzu bietet das Intervallfasten. Etwa 16 Stunden ohne Nahrung benötigt die Autophagie, um wirklich in Gang zu kommen.

Jeder Mensch kann also die Zellrecyclingaktivität durch sein eigenes Verhalten direkt beeinflussen. Und das lohnt sich. Mediziner sind sich einig, dass ein reges Zellrecycling das Immunsystem stärkt und effektiven Schutz vor einer Reihe von Krankheiten bietet.

Ist die Autophagie gestört, erschweren Ablagerungen die Durchblutung, die Nährstoffversorgung und die Kommunikation zwischen den Zellen. Stoffwechselerkrankungen wie Diabetes, Fettleber, Übergewicht, Herzkreislauferkrankungen wie Bluthochdruck und Arteriosklerose, Infektionen, neurodegenerative Krankheiten wie Alzheimer und Parkinson sowie die Entstehung von Tumoren werden dadurch begünstigt. Im Gegensatz dazu soll sich eine gut funktionierende Autophagie überaus positiv auf unsere Gesundheit und unsere Lebenserwartung auswirken!

Die Autophagie ist ein komplexer Prozess, der von verschiedenen Faktoren abhängt. Die Forschungen dazu stecken noch in den Kinderschuhen. Fest steht allerdings, dass die Autophagie ständig in jeder Zelle im Hintergrund abläuft, allerdings nur in einem sehr geringen Maße. Bislang gilt Fasten, also der Verzicht auf Nährstoffe jeglicher Art (Kohlenhydrate, Eiweiß und Fette), als der effektivste Weg, um die Autophagie zu verstärken.

Dank den Forschungsarbeiten des japanischen Wissenschaftlers Ohsumi wissen wir heute, dass dieser Selbstreinigungsprozess ab 12 bis 14 Stunden nach der letzten Mahlzeit signifikant aktiv ist. Außerdem steht fest, dass bereits ein bis zwei Stunden im Zustand der verstärkten Autophagie sehr wertvoll für die Gesundheit sind. Deshalb ist es sinnvoll, die Essenspause auf 16 Stunden am Tag auszudehnen. Nur dann kommen wir auch mit Sicherheit in den vollen Genuss sämtlicher Vorteile des Intervallfastens, insbesondere der verstärkten Autophagie.

→ **Die Aufgaben der Autophagie**
(1) Autophagie als Überlebensmechanismus
Wird die Energie in unseren Zellen knapp, sorgt die Autophagie dafür, dass die Ablagerungen in den Zellen auf recycelbares Material untersucht werden. Fehlgefaltete Proteine lassen sich zum Beispiel hervorragend in einzelne Aminosäuren zerlegen, die entweder zum Aufbau neuer Proteine oder zur Herstellung von Glukose genutzt werden können. Autophagie dient damit als Überlebensmechanismus in kargen Zeiten.

Der Altersforscher und Prof. Frank Madeo beschreibt diesen Prozess in einem Vortrag auf YouTube[51] folgendermaßen: „Wenn Zellen Nahrungsmangel ausgesetzt werden, verdauen sie alles, was nicht benötigt wird. Zellen sind in der Lage, diesen Zellmüll in Energie umzuwandeln, die sie in weiterer Folge dem Körper wieder zur Verfügung stellen."

---

51 www.youtube.com/watch?v=CZt22e2RbmQ&feature=youtu.be

(2) Autophagie als Teil der Immunabwehr
Wenn Fremdeiweiße oder unerwünschte Viren und Bakterien in die Zellen eindringen, werden sie im Rahmen der Autophagie einfach aufgefressen und dadurch unschädlich gemacht. Regelmäßige Fastenphasen unterstützen deshalb die Immunabwehr und die allgemeine Widerstandsfähigkeit des Körpers.

(3) Autophagie für die Zellreinigung
Bei den vielen Stoffwechselprozessen in unserem Körper kommt es immer mal wieder zu Schäden an Zellbestandteilen und Proteintrümmern. Damit diese keine Probleme verursachen, werden sie durch die Autophagie aufgelöst und beseitigt. Im Endstadium kann dies auch zum Zelltod, der sogenannten Apoptose, führen. Wenn dieser Reinigungsprozess gestört ist, lagern sich immer mehr Substanzen in den Zellen ab, was als einer der Hauptgründe für Zellalterung betrachtet wird. Man könnte auch sagen, zusammen mit der Apoptose ist die Autophagie die zelluläre Qualitätskontrolle und damit essenziell für die Aufrechterhaltung der Funktionalität und Gesundheit unserer Zellen.

Im Tierversuch konnte gezeigt werden, dass eine Kalorienreduktion die Lebenserwartung steigert. Der Grund könnte die dadurch verstärkte Autophagie sein, durch die regelmäßig alte und überflüssige Zellbestandteile öfter ab- und neugebaut werden, so dass sich weniger „Ballast" ablagert. Die Zellen werden sozusagen gewartet und gepflegt, wodurch sie länger einsatzfähig bleiben.

(4) Autophagie für die Zellerneuerung
Autophagie hat neben der Zellreinigung auch gleichzeitig die Funktion neues Baumaterial für Zellen und Gewebe bereit zu stellen. Durch Recycling werden alle brauchbaren Baumaterialien aussortiert und zum Aufbau neuer Substanzen genutzt. Reinigung und Renovierung sind die beiden Faktoren für eine wirkliche Erneuerung – und genau das wird durch Autophagie in Gang gesetzt. Das macht Autophagie zu einem effektiven Werkzeug für Zellerneuerung.

Es lohnt sich also, die Essenspausen um weitere zwei Stunden auszudehnen. Denn erst innerhalb von 14 bis 16 Stunden nach der letzten

Nahrungsaufnahme läuft die Autophagie auf Hochtouren. Dabei ist es gar nicht einmal so wichtig, stundenlang im Zustand der Autophagie zu verweilen, denn jede Minute in dieser Stoffwechsellage zahlt sich aus! Sekunde für Sekunde wird dabei überflüssiges Material in Zellen und Gewebe abgebaut und durch neues, wertvolles Material ersetzt. Nicht unbedingt die Dauer, sondern die Regelmäßigkeit ist hier wichtig!

→ **Was stört die Autophagie?**
Autophagie läuft in geringem Umfang in allen Zellen zu jeder Zeit im Hintergrund ab, wird aber deutlich verstärkt durch Nahrungsmittelknappheit und andere Arten von Stress auf metabolischer, genotoxischer oder infektiöser Ebene. Die beiden wichtigsten Regulatoren der Autophagie sind die Proteinkinase mTOR (= mammalian target of rapamycin) und AMPK (= 5'-AMP-aktivierte Proteinkinase).

Wenn mTOR niedrig und AMPK hoch ist, steigert der Körper die Autophagie. Dadurch werden mehr als 20 Gene aktiviert, die den zellulären Reinigungsprozess ausführen. Diese codierten Proteine sind es, die die eigentliche Arbeit ausführen.

Ein hoher Blutserumspiegel an Aminosäuren und Insulin führt zum Ansteigen von mTOR. AMPK reagiert auf den Energiegehalt der Zellen im Allgemeinen und steigt bei Energiemangel an und reagiert daher auch auf Fette. Sobald Nährstoffe aller Art, egal ob Glukose, Aminosäuren oder Fette, aufgenommen werden, steigt der Energiespiegel, woraufhin AMPK absinkt und die Autophagie gestoppt bzw. geschwächt wird. Im Klartext bedeutet das, es wäre am sinnvollsten, während der Auszeit vom Essen überhaupt keine Kalorien in Form von Eiweiß, Kohlenhydraten oder Fetten zu sich zu nehmen.

Auch Fette stören die Autophagie! Stichwort Bulletproof Coffee
Während die Zufuhr von reinen Fettquellen wie Kokosöl, Ghee oder Butter den Insulinspiegel nicht signifikant tangiert und damit den Fettstoffwechsel nicht unterbricht, stört sie dennoch die Autophagie. Denn auch Fette liefern Kalorien, woraufhin der AMPK-Energiemessfühler dafür sorgt, dass das zelleigene Recyclingprogramm verlangsamt oder ganz gestoppt wird.

Wenn Sie bisher also etwas Kokosöl genascht haben, um die Essenspause besser durchzustehen, gilt es ab sofort abzuwägen, wie wichtig Ihnen die Autophagie ist. Gelingt es Ihnen, auch ohne die Zufuhr von Fetten auf 16 Stunden ohne Nahrung zu kommen, ist das der sicherste Weg, um den körpereigenen Reinigungsmechanismus der Autophagie auszulösen. Schaffen Sie es noch nicht, ohne Zugabe von Kokosöl, Butter und Co, die 16 Stunden durchzuhalten, ist ein wenig Fett sicherlich das kleinere Übel als das Fasten ganz zu unterbrechen, indem Sie etwas essen, das den Insulinspiegel in die Höhe treibt. Generell gelten 50 Kalorien als Grenze, unterhalb derer es nicht zu einer wesentlichen Unterbrechung der Autophagie kommt. Das entspricht in etwa 5 g Kokosöl und damit einer sehr geringen Menge, auf die man eigentlich auch getrost verzichten kann.

Wir laden Sie an dieser Stelle dazu ein, einmal auszuprobieren, ob Ihr Körper bereit ist, auch ohne „Hilfsmittel" durch die Essenspause zu kommen. Es kann gut sein, dass die Vorarbeit der letzten Wochen sich bereits jetzt auszahlt und Ihr System auch ganz ohne Kalorien gut durch die 16-stündige Auszeit vom Essen kommt.

Falls möglich, verzichten Sie während der Essenspause sicherheitshalber auch auf Süßstoffe wie Aspartam, Sucralose oder Stevia. Auch, wenn diese kalorienfrei sind, gibt es Untersuchungen, die zeigen, dass allein der süße Geschmack zu einem Ansteigen des Insulinspiegels führen kann. Das würde die Autophagie natürlich ebenfalls stören. Schauen Sie also, ob Sie im Idealfall auch ohne auskommen.

→ Was unterstützt die Autophagie?

Wie Sie jetzt also wissen, stört alles, was Kalorien enthält, die Autophagie. Nahrungsergänzungen wie OPC, Vitamin C, MSM oder Basenpulver sowie Mineralien und Vitaminen sind hingegen okay. Da sie keine Kalorien liefern, stören sie die Autophagie nicht, sondern wirken zum Teil sogar unterstützend. Denn damit die Autophagie richtig ablaufen kann, ist sie auf bestimmte Hilfsstoffe wie Enzyme, Spurenelemente und Vitamine angewiesen.

Auch das Trinken von Wasser, Tee oder ungesüßtem Kaffee ist in der Fastenphase natürlich erlaubt. Kaffee soll das Einsetzen der Autophagie sogar beschleunigen. Anscheinend ist jedoch nicht das Koffein selbst ausschlaggebend für die unterstützende Wirkung, sondern bestimmte Pflanzenstoffe, so dass auch koffeinfreier Kaffee in dieser Hinsicht unterstützend wirkt. Das gilt allerdings nur, wenn Sie ihn ohne Milch und Zucker trinken – und am besten auch ohne Kokosöl oder andere Fettquellen.

Ein Körpertraining während der Fastenphase unterstützt und potenziert die Autophagie ebenfalls enorm. Es gibt wohl keine andere Maßnahme als ein intensives Körpertraining im nüchternen Zustand, um den Reinigungsprozess der Zellen dermaßen anzuregen. Bewegung erhöht schließlich den Energiebedarf, und wenn keine Energie von außen zugeführt wird, muss der Zellmüll besonders effektiv recycelt werden. Darüber hinaus sollen spermidinhaltige Nahrungsmittel wie Weizenkeime, frischer grüner Pfeffer, Pilze, Sojabohne (v. a. fermentiert), Zitrusfrüchte (v. a. Grapefruit) die Autophagie vorantreiben.

unterstützt Autophagie:	hemmt Autophagie
• Phasen ohne Nahrung ab ca. 14 Stunden	• zu häufiges Essen
• Kalorienrestriktion	• hohe Insulinspiegel
• Fasten	• tierisches Eiweiß
• Nüchterntraining	• Zucker, Kohlenhydrate
• Kaffee schwarz, auch koffeinfrei	• zu wenig Bewegung
• spermidinhaltige Nahrungsmittel	

Halten wir noch einmal fest:
Zusammenfassend können wir sagen, dass Fasten zwei große Vorteile hat. Zum einen stellt der Körper um auf die Energiegewinnung aus eingelagerten Fettsäuren, wodurch sich Blutzucker- und Insulinspiegel normalisieren können, chronische Entzündungsmarker und Blutfettwerte absinken und überschüssiges Körperfett abgebaut wird. Zum anderen

sorgt die Autophagie für einen Hausputz von Zellen und Geweben, indem sie überflüssige Ablagerungen auflöst. Der Körper wird entrümpelt, aufgeräumt und erneuert.

Während die Zufuhr von reinen Fettquellen wie Kokosöl, Butter, Ghee oder MCT-Öl die Fettverbrennung nicht stört, blockiert sie trotzdem die Autophagie. Bereits 50 Kalorien können, so der derzeitig aktuelle Stand der Wissenschaft, die Autophagie unterbrechen. Fette stören außerdem die Produktion von HGH. Damit bringt man sich zudem auch noch um die vom Wachstumshormon ausgehende verjüngende Wirkung.

Im Idealfall verzichten Sie also während der Essenspause auf sämtliche Kalorien – egal, welchen Ursprungs. Allerdings geht es nicht darum, irgendeinem Ideal zu entsprechen, sondern auf die Signale Ihres Körpers zu achten. Wenn ein Bulletproof Kaffee am Morgen oder ein Tee mit Kokosöl Ihnen das Fasten maßgeblich erleichtert und Sie vor „Schlimmeren" bewahrt, dann bleiben Sie erst einmal dabei. Mit den Informationen über die Autophagie wollen wir keinen Druck oder Stress erzeugen, sondern Sie dazu motivieren, immer mal wieder auszuprobieren, ob Ihr System bereits so weit ist, auch ganz ohne „Hilfsmittel" durch die Essenspause zu kommen.

Ein Freund von uns fastet seit einigen Jahren ziemlich regelmäßig ein- bis zweimal die Woche den ganzen Tag. Er geht dann nüchtern zur Arbeit und isst erst am Abend gemeinsam mit seiner Familie. Obwohl wir ihn über den Prozess der Autophagie aufgeklärt haben, möchte er auf sein Glas Orangensaft am Morgen nicht verzichten, auch an seinen Fastentagen nicht. Er argumentiert, dass er ohne den Saft ungleich mehr Motivation bräuchte. Seinen Saft am Morgen lässt er sich daher nicht nehmen. Und ist trotzdem sehr zufrieden mit den Ergebnissen seiner Fastentage!

Auch wir haben über viele Jahre hinweg während der Fastenphase bei Bedarf Kleinigkeiten wie frisch gepressten O-Saft mit Chiasamen und Spirulina, Eiweißpulver, grüne Smoothies, eine Hand voll Nüsse oder etwas Obst zu uns genommen. Das liegt daran, dass wir uns in den ersten Jahren an der Warrior Diät von Ori Hofmekler orientiert haben, bei der kleine Snacks während der Fastenphase erlaubt sind. Aber seit wir von dem Mechanismus der Autophagie erfahren haben, bleiben wir im Regelfall 16 Stunden am Tag konsequent nüchtern. Aufgrund unserer bis dahin langjährigen Erfahrungen mit Fasten und Ernährungsexperimenten fiel uns dieser Schritt nicht mehr so schwer. Wie leicht uns die Umstellung gefallen wäre ohne diese Vorerfahrung und aus einer herkömmlichen Ernährungsweise kommend, wissen wir natürlich nicht. Von daher, gehen Sie die Sache mit dem Intervallfasten so an, dass es für Sie passt. Sie dürfen sich zwar fordern, aber nicht überfordern. Lassen Sie sich ausreichend Zeit bei der Umstellung.

Es geht nicht ohne ...
Falls Ihnen selbst die Zufuhr von Kokosöl oder (Roh-)Milchbutter nicht ausreicht, um die Essenspause durchzuhalten und Sie etwas zu essen brauchen, wählen Sie Nahrungsmittel, die Ihr Verdauungssystem nicht unnötig belasten. Denn auch die Ruhezeit für Magen und Darm ist ein entscheidender Vorteil beim Fasten.

Halten Sie sich an grüne Smoothies mit einem hohen Grünanteil und wenig Obst. Durch das Mixen werden die Inhaltsstoffe sozusagen vorverdaut, wodurch die Arbeit von Magen und Darm enorm erleichtert wird. Gleichzeitig sorgen die vielen Ballaststoffe im Blattgrün dafür, dass der Zucker aus den Früchten nur langsam ins Blut übergeht, so dass der Fettstoffwechsel nur wenig gestört wird.

Auch eine Hand voll Nüsse, ein Stück Käse, ein Stück Obst oder Gemüse sind in Ordnung. Kauen Sie dann aber möglichst jeden Bissen flüssig, um damit viel der Verdauungsarbeit mit den Zähnen vorweg zu erledigen.

Wie gesagt, es geht nicht darum, sich strikt an einen idealen Plan zu halten, sondern vor allem darum, sich für die Signale des Körpers zu sensibilisieren. Bevor Sie das Fasten aufgrund von unwiderstehlichen Heißhungerattacken vorzeitig abbrechen und dann alles Mögliche in sich hineinstopfen, seien Sie nicht so streng mit sich. Genehmigen Sie sich lieber – gerade in der Umstellungszeit – eine Kleinigkeit, die Ihnen die Essenspause erleichtert. Und falls es mal an einem Tag gar nicht mit dem Fasten gelingt, ist das auch keine Tragödie. Beim IF 16/8 bietet jeder Tag eine neue Chance!

→ **Was ist während der Fastenphase erlaubt?**
Neben Wasser, Tee und anderen kalorienfreien Getränken sind folgende Dinge während der Fastenphase erlaubt.

(1) Nahrungsergänzungen
Nahrungsergänzungen wie OPC, Vitamin C, Magnesium, Tryptophan, Vitamin B-Komplex, Basenpulver enthalten keine Kalorien und dürfen während der Fastenphase eingenommen werden. Die meisten Mineralien und Vitamine fördern die Prozesse beim Fasten sogar. Denn Fettstoffwechsel und Autophagie benötigen bestimmte Enzyme und Botenstoffe, die durch Zufuhr von bestimmten Vitalstoffen unterstützt werden.

Omega-3-Kapseln hingegen liefern kleine Mengen an Kalorien, in unseren Augen zwar zu wenig, um das Fasten in nennenswerter Weise zu stören, aber streng genommen müsste man sie während der Fastenphase meiden.

(2) Zitronensaft und Apfelessig
Säfte und Smoothie enthalten Zucker und Kalorien und stören damit eindeutig das Fasten. Eine Ausnahme gibt es allerdings: Zitronensaft. Dieser liefert so gut wie keinen Zucker und kaum Kalorien. Dafür ist er außerordentlich gesund, vor allem, wenn er frisch gepresst wird. Er ist daher beim Fasten erlaubt und kann hierbei sogar unterstützend wirken. Eine Mischung aus Zitronensaft mit Basenpulver hat eine entsäuernde Wirkung auf den Körper und ist sehr gut als Fastengetränk geeignet.

Ähnliches gilt für Apfelessig. In geringen Mengen (1 bis 2 Esslöffel) stört er das Fasten nicht.

(3) Zeolith
Fasten bedeutet nicht nur, Verzicht auf Kalorien, sondern auch eine Auszeit für die Verdauungsorgane, besonders für den Darm. Das heißt, die Zufuhr von Ballaststoffen in Form von **Floh-, Chia-, Leinsamen oder sonstiger Form sollte man sich konsequenter Weise sparen**. Diese liefern zwar nicht viele Kalorien, regen aber die Verdauung an.

Besser ist es, diese zu Beginn oder gegen Ende der Essensphase einzunehmen.

Anders verhält es sich mit Zeolith. Das hat zwar auch wie Flohsamenschalen und Leinsamen hat eine reinigende Wirkung auf den Darm, doch anders als die Samen, liefert Zeolith keine Ballaststoffe oder anderen Nährstoffe und stört damit nicht die Ruhepause des Verdauungsapparats. Zeolith zur Reinigung des Darms und Entgiftung des Körpers kann also auch während der Fastenphase eingenommen werden.

(4) Kaugummis
Selbst, wenn Kaugummis keine Kalorien liefern, schmecken sie oft süß. Das kann eine ähnliche Wirkung wie bei kalorienfreien Süßungsmitteln hervorrufen. Daher lieber auf Kaugummis beim Fasten verzichten.

Wie groß allerdings der Nachteil ist, den man durch das gelegentliche Kauen oder die Einnahme von kalorienfreien Süßungsmitteln hervorruft, tatsächlich ist, kann noch niemand sagen. Wenn es das Fasten also erheblich erleichtert oder man ohne Kaugummi oder Süßungsmittel das Fasten gar nicht erst durchhalten würde, sollte man das Für und Wider ganz persönlich für sich selbst abwägen.

(5) Medikamente
Ob Medikamente das Fasten stören, hängt immer davon, welche Wirkung sie hervorrufen. Allerdings nimmt man Medikamente nicht aus Lust und Laune, sondern weil man unter einer Erkrankung bzw. einem Symptom leidet – und daher darauf nicht verzichten kann oder darf. Wenn es also nicht anders geht, sollte man sich darüber in unseren Augen nicht den Kopf zerbrechen.

Natürlich kann man auch mit seinem behandelnden Arzt besprechen, ob es möglich ist, die Medikamenteneinnahme in die Essensphase des Tages zu verlegen. Viele Medikamente sollten sowieso nicht auf nüchternen Magen eingenommen werden. Muss ein Medikament mehrmals am Tag stets mit etwas Nahrung eingenommen werden, kann man schauen, ob ein oder zwei Teelöffel Kokosöl oder Butter ausreichen, um so wenigstens keinen Insulinanstieg zu provozieren. Aber auch hier gilt, bitte nicht verrückt machen!

(6) zuckerhaltige Globulis
Schüsslersalze und andere homöopathische Globulis enthalten in der Regel Milchzucker. Auch dieser Zucker beeinflusst den Blutzucker und liefert Kalorien. Damit könnten solche Mittel das Fasten stören. Allerdings nimmt man ja nur wenige Globulis auf einmal, so dass der störende Effekt nur sehr gering ausfallen dürfte.

(7) Gewürze wie Zimt und Cayennepfeffer
Zimt und Cayennepfeffer enthalten wie die meisten Gewürze eine kleine Menge an Kalorien aus Kohlenhydraten und sollten daher streng genommen lieber nicht beim Fasten eingenommen werden. Allerdings nimmt man in der Regel nur sehr kleine Mengen, so dass vermutlich keine allzu gravierenden Nachteile entstehen. Wie immer gilt auch hier, jeder muss das für sich persönlich abwägen.

(8) Gemüse- und Knochenbrühe
Eine Tasse klare Gemüsebrühe enthält in der Regel weniger als 50 Kalorien. Wenn die Brühe dabei hilft, die Essenspause durchzuhalten und nicht vorzeitig abzubrechen, kann sie im Notfall also getrunken werden. Wichtig ist allerdings, dass die Brühe mit einem hochwertigen Bio-Pulver ohne Zucker zubereitet wird oder noch besser aus frischem Gemüse selbst gekocht wird.

Etwas anders sieht es bei einer klaren Knochenbrühe aus. Die enthält zwar ähnlich wenig Kalorien, liefert dafür aber verhältnismäßig viele Aminosäuren, die den Prozess der Autophagie schnell stören können, genauso wie übrigens auch Eiweißpulver, Proteinshakes und BCCAs.

2. 16 Stunden ohne Nahrung – Tipps für die praktische Umsetzung
Jetzt geht es also darum, die tägliche Essenspause auf 16 Stunden auszudehnen. Das dürfte an dieser Stelle für Sie kein großes Problem mehr sein. Durch die vorherigen Wochen hat sich Ihr Körper schon an die Auszeiten vom Essen gewöhnen können, so dass zwei Stunden mehr

nicht mehr groß ins Gewicht fallen sollten. Falls doch, bleiben Sie noch ein wenig länger bei Stufe 3 und gönnen Sie Ihrem Körper die Zeit, die er für die Umstellung benötigt. Auch eine Essenspause von 12 oder 14 Stunden am Tag bedeutet bereits eine große Entlastung für den Organismus.

→ **Finden Sie Ihren idealen IF 16/8-Rhythmus**
Wenn Sie für den nächsten Schritt bereit sind, bleibt es Ihnen natürlich auch weiterhin überlassen, an welcher Stelle Sie die restlichen zwei Stunden einsparen. Als Frühstücksliebhaber können Sie z. B. gegen 8 Uhr mit einem Frühstück in den Tag starten, dann wie gewohnt zu Mittag essen und Ihr Essensfenster bereits um 16 Uhr beenden. Oder Sie machen es so wie wir und beginnen erst zur Mittagszeit mit dem Essen. Wenn man mit der ersten Mahlzeit um 12 Uhr beginnt, dauert die Essensphase dann bis 20 Uhr. Wer erst um 20 Uhr von der Arbeit kommt, kann das Essensfenster auch weiter nach hinten verschieben und von 14 bis 22 Uhr essen. Alles ist erlaubt und nichts verboten. Wichtig ist, dass Sie sich damit wohl fühlen. Intermittierendes Fasten sollte deshalb so modifiziert werden, dass es zu 100 % zu Ihrem Alltag passt.

Es ist auch durchaus in Ordnung, nicht jeden Tag um dieselbe Zeit zu essen. Sowohl die Dauer der Essens- und Fastenphase als auch die Uhrzeiten, wann welche Phase beginnt und endet, dürfen sich immer wieder verändern. Zu Beginn der Umstellung aufs Intervallfasten kann es allerdings hilfreich sein, sich erst einmal für eine Zeit lang an einen gleichbleibenden Rhythmus zu halten und nicht zu sehr mit den Zeiträumen zu variieren.

→ **IF 16/8 für Schichtarbeiter**
Zugegeben, IF 16/8 mit ständig wechselnden Arbeitszeiten unter einen Hut zu bringen, ist noch mal eine ganze andere Herausforderung. Aber mit ein wenig Planung lässt sich auch das gut umsetzen! Schauen wir uns das einmal am Beispiel einer klassischen Schichtarbeit mit Früh-, Mittags- und Nachtschicht an.

Wenn Sie Frühschicht haben und von 6 bis 14 Uhr arbeiten müssen, starten Sie in der Frühstückspause gegen 8 Uhr mit einem ersten Frühstück und gönnen Sie sich dann ein verspätetes Mittagessen bzw. verfrühtes, dafür reichhaltiges Abendessen gegen 15:30 Uhr. Natürlich können Sie auch erst in einer späteren Pause gegen 11 Uhr etwas zu sich nehmen, das schafft Spielraum für die letzte Mahlzeit bis um 19 Uhr.

Während der Mittagsschicht könnten Sie Ihr Essensfenster vor Arbeitsbeginn legen. Sie starten dann wie gewohnt mit einem Frühstück und machen das Mittagessen vor Schichtbeginn zur Hauptmahlzeit. Wenn Sie auf eine Mahlzeit nach Schichtende nicht verzichten möchten, nehmen Sie einen Snack zur Arbeit, den Sie nicht vor 15 Uhr zu sich nehmen. So können Sie dann auch noch bis um 23 Uhr etwas essen. Hier nutzen Sie eben den Vormittag, um Ihren Körper bei der Reinigung zu unterstützen.

Bei Arbeitszeiten von 22 Uhr bis 6 Uhr gibt es ähnlich viele Möglichkeiten. Sie können dann Ihre Hauptmahlzeit vor Schichtbeginn auf 20 Uhr legen und dann erst wieder etwas essen, nachdem Sie sich von Ihrer Nachtschicht zu Hause erholt haben und wieder aufgestanden sind.

Eine andere Möglichkeit, mit der Schichtarbeiter oft besser zurecht kommen, sind ein oder zwei Fasten- bzw. Entlastungstage pro Woche. Anstatt jeden Tag 16 Stunden zu fasten, kann man auch nur ein oder zwei Tage in der Woche wählen, an denen man entweder komplett fastet oder maximal 500 bis 600 Kalorien zu sich nimmt. An den restlichen Tagen kann man dafür wie gewohnt essen. Das ist bei ständig wechselnden Arbeitszeiten eventuell leichter auszuführen. Auch diese Methode, die als sogenannte 5:2-Diät bezeichnet wird, scheint recht gut zum Abnehmen zu funktionieren und wirkt sich nachgewiesenermaßen positiv auf die Gesundheit aus.

→ IF 16/8 mit Partner und Familie
Außer Schichtarbeit können auch Partnerschaft und Familienleben besondere Herausforderungen für das Intervallfasten darstellen. Im Idealfall würde Ihr Partner bzw. Ihre Familie sich ebenfalls für das Kurzzeitfasten begeistern. Dann könnten Sie sich gegenseitig unterstützen.

Wenn diese jedoch nicht mitmachen, ist es wichtig, für sich selbst klar zu bleiben, sonst kann es leicht passieren, dass man sich trotz geplanter Essenspause doch zum gemeinsamen Essen überreden lässt. Behalten Sie deshalb Ihre Beweggründe fest im Blick, die Sie dazu motiviert haben, das intermittierende Fasten einmal auszuprobieren. Ihre Entschlossenheit stärkt Ihre Willenskraft.

Kinder und Jugendliche im Wachstum benötigen besonders viele Nährstoffe und sollten deshalb kein Intervallfasten praktizieren. Zwar schadet es auch Heranwachsenden nicht, auf Naschereien zwischendurch zu verzichten oder mal eine Mahlzeit ausfallen zu lassen, aber gezielt jeden Tag 16 Stunden nichts zu essen, das ist für Kinder und Jugendliche aufgrund ihres erhöhten Nährstoffbedarfs nicht zu empfehlen. Wenn Ihr Kind also drei Mahlzeiten am Tag isst, fällt zumindest eine davon in Ihre Essenspause. Falls Sie stark genug sind, setzen Sie sich mit dem Kind zusammen an den Tisch. Statt etwas zu essen, trinken Sie einfach eine Tasse Tee. Gemeinsame Zeiten mit Kind und Familie sind wichtig und es wäre schade, wenn diese eh oft schon knapp bemessene Zeit durch Ihr neues Ernährungsmodell leiden müsste.

Bleiben Sie also stark, oder ziehen Sie sich nur für die Umstellungszeit zurück, wenn andere in Ihrem Haushalt essen und Sie am Fasten sind. Sie werden sehen, es dauert nicht lange und die täglichen Auszeiten vom Essen werden selbstverständlich für Sie, egal, wann und was andere essen.

→ IF 16/8 bei Einladungen, Feiern oder besonderen Anlässen

Falls Einladungen, Geschäftsessen, Geburtstage, Familienfeiern oder sonstige Anlässe Ihre Pläne durchkreuzen und Sie es nicht schaffen, die 16-stündige Essenspause einzuhalten, ist das auch kein Problem. Wir empfehlen dann, bei solchen Gelegenheiten ganz bewusst eine Ausnahme zu machen und diese bewusst zu genießen, statt als sozialer Außenseiter verwunderte Blicke und zähe Diskussionen auf sich zu ziehen. Da Sie am nächsten Tag ja wieder wie gewohnt mit dem Intervallfasten weiter machen können, schaden gelegentliche Ausnahmen nicht.

Auch ist es keine Tragödie, wenn aus den 16 Stunden mal nur 14 oder 12 Stunden werden. Vielleicht haben Sie am Wochenende auch einfach keine Lust, auf das gemeinsame Frühstück mit Ihren Lieben zu verzichten. All das ist grundsätzlich kein Problem. Auch fünf oder sechs Tage die Woche IF 16/8 zu praktizieren, bringt positive Effekte.

Allerdings empfehlen wir Ihnen, die erste Zeit der Umstellung so lange konsequent zu bleiben, bis Sie sich an die Essenspausen gewöhnt haben. Sonst könnte es passieren, dass Sie nach der Ausnahme nicht mehr so leicht in den IF-Rhythmus finden. Das ist allerdings Typsache. Den einen motivieren gelegentliche Ausnahmen, um danach wieder mit voller Kraft durchzustarten. Andere lassen sich jedoch durch solche Ausnahmen schnell aus dem Takt bringen. Schauen Sie also, was für Sie hier am besten ist. Wir raten grundsätzlich dazu, IF 16/8 einmal für vier Wochen lang konsequent durchzuziehen, ohne Wenn und Aber und dann erst mit eventuellen Ausnahmen zu beginnen.

3. Wer fastet, darf auch schlemmen

Es kann sein, dass Sie vor oder nach dem Fasten größere Portionen zu sich nehmen, als Sie es gewohnt sind. Das liegt nicht immer daran, dass Ihr Körper so lange im Fastenmodus war. Manchmal stecken auch psychologische und emotionale Aspekte dahinter. Die Frucht vor einer Hungerattacke während der Essenspause kann mit dazu beitragen, dass man meist unbewusst in der letzten Mahlzeit vor der Essenspause übermäßig viel isst. Manchmal kann aber auch das Bedürfnis sich im Anschluss an die Auszeit vom Essen durch eine Extra-Portion zu belohnen, ein Grund dafür sein.

Auch bei uns hat es eine Weile gedauert, bis wir längere Essenspausen nicht mehr als Ausrede für ein Überessen missbraucht haben. Bei unseren ersten 1,5-tägigen Fastenintervallen haben wir uns sowohl davor als auch danach eine Extra-Portion gegönnt und oft viel zu viel gegessen. Auch wir brauchten unsere Zeit, bis wir verstanden haben, dass zu große Portionen weder notwendig noch förderlich sind. Inzwischen haben wir kein Problem mehr damit, auch ganz spontan mal einen ganzen Tag lang zu fasten, unabhängig davon, wie viel wir am Tag zuvor gegessen haben.

Im Anschluss an eine längere Essenspause genießen wir es nach wie vor, uns richtig schön satt zu essen. Wir haben allerdings die Erfahrung gemacht, dass unser Körper durch das intermittierende Fasten mit einer ausgiebigen Mahlzeit am Tag gut zurecht kommt. Solange wir nicht zu kurz vor dem Zubettgehen zu große Mengen essen, bereitet es uns ein großes Nahrungsvolumen keine Probleme mehr. Diese Erfahrung bestätigt für uns, was unserem gesunden Menschenverstand sowieso längst einleuchtet: Wer fastet, darf auch schlemmen!

Falls Sie also Probleme haben, sich vor oder nach der Fastenperiode bei der Nahrungsmenge zu zügeln, bleiben Sie entspannt. In der Regel reguliert sich das von ganz alleine wieder. Mit der Zeit lernen Sie, dass es nicht nötig ist, vorsorglich oder rückwirkend mehr zu essen. Jede gemeisterte Essenspause stärkt das Vertrauen in den Körper, wodurch sich Ihr Essverhalten von ganz allein wieder ausbalanciert. Wahrscheinlich werden Sie die Erfahrung machen, dass Ihr Körper dank der täglichen Erholungspausen viel besser mit einer üppigen Mahlzeit am Tag umgehen kann als ohne das tägliche Fasten. Was spricht also dagegen, sich einmal am Tag richtig schön satt zu essen? Wer fastet, darf schließlich auch schlemmen :)

4. Wenn der Appetit ausbleibt
Es kann auch sein, dass Ihr Körper genau umgekehrt auf die täglichen Fastenintervalle reagiert. Statt einer Appetitsteigerung kommt es eher zu einer Abnahme. Auch das ist kein Grund zur Sorge. Selbst, wenn Sie bereits sehr schlank sind und nicht weiter abnehmen wollen. Möglicherweise genießt Ihr Körper die tägliche Reinigungsphase so sehr, dass er diese gerne weiter ausdehnen möchte und reagiert deshalb so. Er hat nun endlich genug Ruhe und Kraft, um Altlasten zu entsorgen. Das ist eine riesige Erleichterung. Diese Chance will der Körper nutzen und reduziert erst einmal den Appetit, um möglichst lange von der verstärkten Reinigungsphase zu profitieren.

Auch das reguliert sich unserer Erfahrung nach ganz von selbst wieder innerhalb weniger Tage. In unseren Augen ist mangelnder Appetit die Reaktion eines belasteten Körpers, der einfach mehr Zeit braucht, um gründlich aufzuräumen. Vertrauen Sie auch in einem solchen Fall Ihrer Körperintelligenz und passen Sie Ihre Portionsgrößen auf die jeweils aktuellen Bedürfnisse an. Essen Sie weniger, seltener oder auch mal einen Tag oder zwei Tage gar nichts, wenn Ihr Körper dies signalisiert. Fasten Sie so lange, bis sich Hunger und Appetit von selbst wieder einstellen. Das ist ein natürliches Zeichen dafür, dass Ihr Körper wieder bereit ist, Nahrung aufzunehmen und diese richtig zu verwerten. Gönnen Sie ihm ruhig die Auszeit vom Essen, solange er danach verlangt. Das wird sich rundum positiv auswirken.

Solange zu fasten wie der eigene Körper es wünscht, ist noch immer das beste Rezept, um gesunden Hunger und Appetit auf natürliche Weise zu entfachen. Und selbst, wenn Sie dabei ein wenig abnehmen, im Anschluss an eine solche Phase kann der Körper wieder viel leichter gesundes Gewebe aufbauen. Was wir alle dringend nötig haben, ist ganz einfach mehr Vertrauen in die Regulationskräfte unseres Körpers.

5. Detox Baby! Tipps für eine sanfte Entgiftung des Körpers
Die meisten unserer Klienten haben in dieser Phase keine großen Probleme mehr mit der täglichen Fastenphase. Manche erleichtern sich die Auszeit vom Essen mit ein wenig Kokosöl, andere bringen ihren Stoffwechsel durch körperliche Bewegung auf Trab. Falls das bei Ihnen anders sein sollte und Sie sich schwer tun, die Essenspause einzuhalten, kann das auch daran liegen, dass Ihr Körper intensiv mit Reinigung und Regeneration beschäftigt ist. Die zusätzlichen Stunden ohne Nahrung wirken dann wie ein Turbobooster für Ihren Körper.

Jetzt, wo Sie Ihre tägliche Essenspause auf bis zu 16 Stunden ausdehnen, bleibt endlich Zeit, aufgestauten Ballast zu den Ausscheidungsorganen zu befördern. Das Bindegewebe wird von Stoffwechselmüll befreit, die Fettzellen entleeren sich, die Darmschleimhaut reinigt und erholt sich und auch im Magen wird aufgeräumt. Je nachdem, wie stark Ihre Zellen, Geweben und Organe durch Umwelt- und Genussgifte, schlechte Ernährung und Medikamente belastet sind, wirkt die Essenspause stark entgiftend. All diese Stoffe werden dabei erst einmal wieder freigesetzt, bevor sie ausgeschieden werden können. Das kann Ihr System ganz schön fordern und sich teilweise leider auch unangenehm anfühlen.

Stimmungsschwankungen, Unwohlsein, Übelkeit, leichtes Frieren, Leistungseinbrüche, unreine Haut, Durchfälle, Kopfschmerzen und Müdigkeit zählen zu den typischen Symptomen, die auftreten können (nicht müssen), wenn der Körper sich intensiv reinigt. Es kann auch sein, dass Ihre Konzentration schnell nach lässt und Sie das Gefühl bekommen, dringend etwas essen zu müssen. Wenn die Reinigung in Gang kommt, können auch häufigere Toilettengänge notwendig werden.

Wir empfehlen, solche Erscheinungen als willkommene Zeichen dafür zu begrüßen, dass die Reinigung des Körpers auf Hochtouren läuft. Der Körper hat nun endlich die Zeit und Gelegenheit, um sich vom Ballast zu befreien, der sich häufig über viele Jahre angestaut hat. Schon bald werden Sie sich besser fühlen – eventuell so gut, wie schon lange nicht mehr. Selten halten solche Beschwerden länger als ein paar Tage an. Auch hier schadet ein wenig Vertrauen nicht!

Interessant zu wissen: Der Londoner Theologe G. T. Pentecost und Freund des Erfinders des Morgenfastens Edward Dewey Hooker betitelte Entgiftungssysmptome aufgrund des intermittierenden Fastens als hinsterbende Schmerzen schlechter Gewohnheiten :)

Gewöhnliche Entgiftungssymptome klingen in der Regel schon nach wenigen Tagen von selbst wieder ab. Sie können Ihren Körper aber auch bei der Reinigung unterstützen und diese Phase beschleunigen. Mit den folgenden Maßnahmen erleichtern Sie die Entgiftung und Ausscheidung und können sich dadurch weitere Beschwerden ersparen. Sie müssen dazu auch nicht alle der hier vorstellten Maßnahmen befolgen, sondern können sich ganz entspannt die Punkte aussuchen, die Sie am meisten ansprechen und dann schauen, ob diese Ihnen gut tun.

- Gerade zu Beginn der Umstellung auf längere Essenspausen, braucht der Körper ausreichend Wasser, um Toxine, die durch

das längere Fasten verstärkt in den Blutkreislauf gelangen, auszuschwemmen. 1,5 – 2 Liter reines Wasser am Tag sollten es mindestens sein. Es gibt kein besseres Lösungsmittel als Wasser. Es nimmt die Giftstoffe auf und befördert sie aus dem Körper.
- Beginnen Sie den Morgen mit einem Glas warmen Wasser, in das Sie den Saft einer frisch gepressten Zitrone geben. Dieser Tipp stammt aus dem Ayurveda und beschleunigt die Entgiftung.
- Sobald Symptome auftreten, die mit der verstärkten Reinigung und Entgiftung des Körpers zusammenhängen, nehmen Sie fünf bis zehn Chlorella-Alge-Presslinge. Diese Mikroalge saugt Giftstoffe auf wie ein Schwamm und leitet sie über den Darm aus dem Körper. Vor allem bei entgiftungsbedingten Kopfschmerzen kann Chlorella wahre Wunder wirken.[52]
- Auch Atemübungen können hilfreich sein, wenn Ihnen unwohl wird, Sie sich müde oder gereizt fühlen. Die Zellen werden dann besser mit Sauerstoff versorgt, wodurch die Entgiftung verbessert wird.
- Eine Wohltat für Körper, Geist und Seele sind basische Bäder und Wickel. Für Basenbäder geben Sie anstelle von Badeschaum Soda (Kaiser Natron) ins Badewasser. Dadurch wird es sehr basisch. Wenn Sie lange genug darin baden (mindestens 30 Minuten, besser eine Stunde und länger), werden durch das Prinzip der Diffusion Säureschlacken aus dem Bindegewebe über die Haut ins Wasser abgegeben. Anschließend brauchen Sie sich nicht einmal einzucremen, so weich fühlt sich die Haut dann an. Neben Vollbädern können Sie auch Fußbäder durchführen oder über Nacht basische Wickel anlegen.
- Besonders in den ersten Tagen der Umstellung lohnt es sich, während der Essensphase viel grünes Blattgemüse, Wildkräuter und Salate zu essen. Die im Blattgrün enthaltenen Bitterstoffe

---

52 Mehr Infos zu dieser Mikroalge finden Sie unter: www.inspiriert-sein.de Suchbegriff: Chlorella

unterstützen den Körper hervorragend bei der Entgiftung, während die darin enthaltenen Mineralstoffe den Bedarf an basisch wirkenden Mineralien decken.
- Nehmen Sie morgens nach dem Aufwachen oder abends vor dem Zubettgehen etwas Heilerde oder Zeolith in einem Glas Wasser gelöst zu sich. Diese Stoffe binden Toxine und befördern sie über den Darm aus dem Körper. Sollten Sie Verstopfung bekommen, setzen Sie die Präparate lieber ab.
- Beginnen Sie den Tag mit Ölziehen. Diese Methode ist sanft, aber höchst effektiv, um Toxine auszuleiten. Über die Mundschleimhaut kann der Körper nämlich besonders gut entgiften. Nehmen Sie dazu einen Esslöffel Sonnenblumenöl oder Kokosöl in Bioqualität in den Mund und spülen damit einige Minuten kräftig Zähne und Zahnfleisch. Dabei wird das Öl zwischen den Zähnen hindurch gezogen. Daher der Name Ölziehen. Nach 2 – 3 Minuten spucken Sie das Öl wieder aus (in keinem Fall herunterschlucken!). Wiederholen Sie diesen Vorgang noch zweimal mit jeweils frischem Öl. Dann spülen Sie sich den Mund mit warmen Wasser aus, reinigen eventuell die Zunge mit einem Zungenschaber und putzen wie gewohnt die Zähne.
- Auch, wenn es sich ungewohnt anhört: Machen Sie Einläufe! Einläufe unterstützen die Entschlackung des Darms enorm. Viele Giftstoffe werden über unseren Darm mit dem Stuhlgang aus unserem Körper befördert. Wenn hier etwas ins Stocken gerät, können die Schadstoffe über die Darmschleimhaut wieder in den Blutkreislauf gelangen und so zu einer Rückvergiftung führen. Ein Einlauf sorgt dafür, dass der Darminhalt, insbesondere Kotsteine und Ablagerungen, besser ausgeschieden werden und Sie sich schnell wieder besser fühlen. Eine Anleitung zur Durchführung eines Einlaufs finden Sie z. B. auf unserer Seite unter www.inspiriert-sein.de/selbstheilung-darmreinigung-mit-einlaeufen

- Bringen Sie Ihren Körper einmal täglich zum Schwitzen. Die Haut ist neben dem Darm das zweitgrößte Entgiftungsorgan. Besser als passives Schwitzen in der Sauna ist aktives Schwitzen durch körperliche Betätigung.
- Gerade in den ersten Tagen der Umstellung kann es hilfreich sein, früh ins Bett zu gehen und sich so viel Schlaf wie möglich zu gönnen. Das unterstützt die Entgiftung und Regeneration des Körpers ebenfalls.
- Auch Entspannungsübungen wie Yoga, Stretching und Meditation können dabei helfen, mit Entgiftungssymptomen gelassener umzugehen und diese besser durchzustehen.

Bitte beachten: Nicht alle Symptome auf die leichte Schulter nehmen!
Auch, wenn die meisten Beschwerden während der Umstellung aufs Intervallfasten harmlos sind, sollten Sie nicht alle Symptome auf die leichte Schulter nehmen. Sobald es zu wirklichen Beschwerden, die über Unwohlsein, schlechte Laune oder Kopfschmerzen hinausgehen, und die länger als ein paar Stunden andauern, nehmen Sie das bitte ernst und lassen Sie sich von einem Arzt oder Heilpraktiker beraten. Schwächeanfälle, die Sie außer Gefecht setzen, permanente Kopfschmerzen, die tagelang anhalten, oder andere Symptome, die Sie daran hindern, Ihren Alltag zu bewältigen, sind ein Anzeichen dafür, dass Ihr Körper mit den Essenspausen überfordert ist. Dann sollten Sie nicht alleine weiter fasten, sondern sich fachmännische Unterstützung suchen. Ihr System braucht dann eventuell besondere Begleitmaßnahmen bei der Ausleitung von Toxinen.

6. Tipps für den Umgang mit inneren und äußeren Saboteuren
Zugegeben, gerade zu Beginn erfordert die Umstellung auf intermittierendes Fasten ein wenig Disziplin. Solange bis dieser neue Essensrhythmus zur Gewohnheit geworden ist, brauchen Sie ein wenig Durchhaltevermögen, vor allem, wenn innere oder äußere Saboteure sich melden.

Vielleicht passt es Ihrem Umfeld nicht, dass Sie Ihre Ernährungsgewohnheiten verändern. Ihre Mitmenschen stören sich eventuell daran, dass Sie beim Frühstück oder Abendessen nur mit am Tisch sitzen, ohne etwas zu essen und nur eine Tasse Tee schlürfen. Oder die Kollegen auf der Arbeit necken Sie, weil Sie die Kekse im Büro einfach ignorieren. Manche Menschen werden unsicher, wenn sich in ihrem direkten Umfeld etwas ändert. Andere würden vielleicht auch gerne disziplinierter essen, schaffen es aber nicht und durch Ihr Verhalten wird Ihnen das dann bewusst. Das kann zu Widerständen und kleinen Sabotageversuchen führen. Die beste Strategie, um damit zurecht zu kommen, ist, sich Verbündete zu suchen. Finden Sie jemanden aus der Familie, dem Freundeskreis oder Ihrem Arbeitsumfeld, der sich ebenfalls vom intermittierenden Fasten begeistern lässt. Gerade in der Anfangszeit kann das enorm hilfreich sein und Ihnen den Rücken stärken. Gemeinsam lassen sich Neider oder Zweifler im eigenen Umfeld besser ertragen.

Ein wenig Hintergrundwissen über die inzwischen durch Studien belegten positiven Auswirkungen des Kurzzeitfastens ist ebenfalls hilfreich, um in Diskussionen die eigene Position sicher zu vertreten und sich nicht verunsichern zu lassen. In diesem Ratgeber und auf unserer Homepage www.if168.de finden Sie viele Informationen über die breitgefächerten Vorteile des Intervallfastens und spannende Studienergebnisse zu den vielen positiven Auswirkungen.

Solche grundlegenden Informationen helfen Ihnen nicht nur im Umgang mit äußeren Kritikern, sondern auch dann, wenn innere Saboteure versuchen, Ihr Durchhaltevermögen zu stören. In jedem von uns lebt mindestens ein *innerer Schweinehund*, dem es zu anstrengend ist, etwas zu verändern, und dem es lieber wäre, dass alles so bleibt, wie bisher. Besonders, wenn wir gestresst und emotional aufgewühlt sind, versucht der innere Schweinehund uns von unserem Vorhaben abzubringen. Vor solchen Attacken ist niemand gefeit. Hier hilft die Erkenntnis, dass Motivation allein nicht der entscheidende Grund ist, warum wir etwas tun. Motivation ist eine Stimmung, wie jede andere auch. Stimmungen kommen und gehen. Sich von ihnen abhängig zu machen und zu warten, bis wir motiviert sind, etwas zu tun, was wir als sinnvoll betrachten, ist weder nötig noch sinnvoll. Besser ist es, Dinge, die wir tun möchten, einfach zu tun, ganz egal, ob wir motiviert sind oder nicht. Das ist einer der Schlüssel erfolgreicher Menschen.

Dinge einfach tun, ohne zu zerreden und abzuwägen, eine Kunst, die gar nicht so schwierig ist, wenn man mal damit beginnt. Ein Tipp, den wir Ihnen im Umgang mit inneren Saboteuren sehr ans Herz legen können.

Fazit Stufe 4
An dieser Stelle möchten wir Ihnen gratulieren! Wenn Sie bis hierhin gekommen sind, gehören Sie zu denjenigen, die sich zumindest bisher nicht vom inneren Schweinehund haben sabotieren lassen. Darauf dürfen Sie ruhig stolz sein! In den vergangenen Wochen haben Sie sich jede Menge Hintergrundwissen über den menschlichen Stoffwechsel und seine Funktionsweise angeeignet und sicher auch einige spannende Erfahrungen mit den täglichen Essenspausen sammeln können. Unser Ziel war, Sie wieder mehr in Kontakt mit Ihrer inneren Stimme zu bringen und wir hoffen, dass uns das gelungen ist.

Unabhängig davon, ob Ihnen die 16-stündigen Essenspausen inzwischen gut gelingen oder Sie noch etwas mehr Zeit brauchen, möchten wir Ihnen im abschließenden Kapitel noch ein paar Tipps mit auf den Weg geben. Wie lange lässt sich das Intervallfasten durchführen? Wie können Sie die Phasen ohne Nahrung ab sofort noch flexibler gestalten? Und was können Sie tun, wenn es bisher doch noch nicht so richtig funktioniert hat? Diese und viele weitere Fragen erwarten Sie gleich im Anschluss an die letzte Stufe unseres Programms.

Bonusaufgabe Woche 4: Wie viele Mahlzeiten während der Essensphase?
Grundsätzlich können Sie frei entscheiden, wie Sie innerhalb des Essensfensters vorgehen möchten. Sie können so viel und so häufig essen, wie Sie wollen. Sie bestimmen, ob Sie weiterhin drei Mahlzeiten zu sich nehmen und diese durch Snacks und Shakes ergänzen. So könnten Sie z. B. um 8 Uhr frühstücken, um 12 Uhr zu Mittag essen und um 16

Uhr ein frühes Abendessen einnehmen. Oder Sie starten um 12 Uhr mit einem relativ späten Frühstück, gefolgt von einem Mittagessen um 16 Uhr und beenden dann die Essensphase mit einem Abendessen um 20 Uhr.

Falls Ihnen drei Hauptmahlzeiten innerhalb des achtstündigen Essensfensters zu viel sein sollte, spricht nichts dagegen auch nur ein- bis zweimal am Tag zu essen. Nach der Umstellungsphase aufs intermittierende Fasten kommen viele Menschen sehr gut mit zwei Mahlzeiten täglich zurecht, eine zu Beginn und eine am Ende der Essensphase. Vielleicht knabbern Sie zwischendurch eine Hand voll Nüsse, essen ein Stück Obst oder trinken einen Smoothie oder Shake. Sie können sich auch über mehrere kleine Zwischenmahlzeiten und Snacks an eine große Hauptmahlzeit zu Beginn oder am Ende des Essensfensters herantasten.

Zwischen größeren Mahlzeiten ist allerdings eine Pause von vier bis fünf Stunden sinnvoll. So lange braucht die Nahrung, bis sie den gesamten Verdauungstrakt passiert hat und erst danach kann die nächste Mahlzeit richtig verdaut werden. Wenn wir bereits vorher wieder essen, kann es zu Verzögerungen und Schwierigkeiten bei der Verdauung kommen. Treffen frische Nahrungsmittel auf bereits halbverdaute Nahrung kann das die Verdauung irritieren und beeinträchtigen. Es kann dadurch zu einer verzögerten Darmpassage kommen, wodurch Gärungs- und Fäulnisprozesse, Gasbildung und Blähungen, Sodbrennen und ein Völlegefühl begünstigt werden. Dadurch wird unser gesamtes System unnötig belastet, während gleichzeitig die Nährstoffaufnahme verringert und die Ausbreitung und Fehlbesiedlungen von pathologischen Mikroorganismen gefördert wird. Um all das zu vermeiden und dem Körper eine optimale Verdauung und Nährstoffaufnahme zu ermöglichen, ist es daher sinnvoll, zwischen größeren Mahlzeiten vier bis fünf Stunden Zeit vergehen zu lassen.

Bei uns ist es inzwischen so, dass wir meistens zu Beginn der Essensphase eine etwas größere Mahlzeit und am Ende der Essenszeit unsere Hauptmahlzeit einnehmen. Dabei fühlen wir uns auch ohne Zwischensnacks sehr wohl und gut genährt. An anderen Tagen entspricht es uns mehr, uns mit kleinen Snacks bis zum Ende der Essensphase „über Wasser zu halten", um diese mit einer großen Mahlzeit ausklingen zu lassen. Im Vergleich noch zu einigen Jahren brauchen wir heute deutlich seltener etwas zu essen – ein Umstand, den wir als sehr befreiend und erleichternd erfahren.

Vielleicht geht das bei Ihnen schon bald in eine ähnliche Richtung? Bleiben Sie offen für die Signale Ihres Körpers und passen Sie die Frequenz Ihrer Mahlzeiten gegebenenfalls an. Sie werden sehen, das hat nichts mit Verzicht zu tun, sondern bedeutet Bereicherung auf allen Ebenen!

Kapitel 4:
Wie geht es weiter?

Das erwartet Sie zum Abschluss des Programms:

- intermittierendes Fasten als Lifestyle / Dauerkonzept
- Tipps für die Langzeit-Anwendung: → IF auf Reisen → IF bei Krankheit → IF und Ausnahmen → Umgang mit Rückschlägen
- den individuellen Fastenrhythmus finden
- IF als Einstieg für eine Ernährungsumstellung? Tipps für eine gesunde Ernährung
- Zeit- und Geldersparnis sinnvoll einsetzen
- Tipps für hartnäckige Fälle
- Lust auf mehr? Kurzzeitfasten als Einstieg ins Langzeitfasten

1. Intermittierendes Fasten als Lifestyle / Dauerkonzept

Wir hoffen, die vergangenen Wochen haben einiges bei Ihnen in Gang gesetzt und Sie haben Gefallen am intermittierenden Fasten gefunden. Nur, weil das Programm nun zu Ende ist, heißt das nicht, dass Sie jetzt wieder in alte Ernährungsgewohnheiten zurückkehren müssen. Im Gegenteil, jetzt kann es erst so richtig losgehen: Machen Sie Intervallfasten zu Ihrem dauerhaften Ernährungskonzept! Kein anderes Ernährungskonzept ist besser zur dauerhaften Anwendung geeignet als intermittierendes Fasten.

Wir erinnern uns: Phasen ohne Nahrung sind natürlich! Unser metabolisches und hormonelles System ist auf regelmäßige Auszeiten vom Essen ausgelegt. Da wir in der heutigen Zeit – zumindest in unseren und vielen anderen Regionen dieser Erde – glücklicherweise nicht mehr zwangsweise hungern müssen, ist intermittierendes Fasten eine sinnvolle Möglichkeit, um unserem Körper regelmäßige Auszeiten vom Essen zu gönnen.

Wir selbst praktizieren intermittierendes Fasten in unterschiedlichen Formen und Varianten bereits seit über zehn Jahren und denken keine Sekunde daran, wieder damit aufzuhören. Ein Leben ohne regelmäßige Essenspausen ist für uns schon lange nicht mehr vorstellbar. Die täglichen Auszeiten vom Essen sind für uns derart praktisch, dass wir nicht mehr darauf verzichten möchten. Während wir also einerseits die Unabhängigkeit vom Essen genießen, steigt gleichzeitig der Genuss beim Essen. Indem wir nur noch ein- oder zweimal am Tag ausgiebig essen, und zwar dann, wenn wir wirklich hungrig sind, genießen und zelebrieren wir unsere Hauptmahlzeiten umso mehr. Eine Bereicherung, die wir ebenfalls nicht mehr missen wollen.

Verankern auch Sie die täglichen Essenspausen fest in Ihrem Leben. Sparen Sie dadurch Zeit und Geld und bringen Sie Ihre Lebensenergie auf ein neues Niveau. Langfristig angewendet ist Intervallfasten einer der effektivsten Schlüssel, um aktiv zur Verlängerung der Lebensdauer bei optimaler Gesundheit beizutragen!

2. Tipps für die Langzeit-Anwendung von intermittierendem Fasten

Wer Intervallfasten als Langzeitmodell in sein Leben integrieren möchte, stößt dabei möglicherweise auf viele Fragen. Sind Ausnahmen erlaubt? Wie flexibel ist Intervallfasten tatsächlich? Kann ich die Zeitfenster der Phasen mit und ohne Nahrung verschieben? Was mache ich im Urlaub oder wenn ich krank bin? Diese und weitere Fragen möchten wir gerne beantworten.

→ Sind Ausnahmen erlaubt?

Besonders bei dauerhaft durchgeführtem Intervallfasten sind Ausnahmen absolut erlaubt. Auf Reisen, bei Einladungen und Feiern kann und sollte man mit bestem Gewissen Ausnahmen zelebrieren. Intermittierendes Fasten soll schließlich eine Bereicherung sein und uns entlasten, statt unser Leben komplizierter zu machen.

Wenn Sie zum Beispiel aufgrund des Intervallfastens normalerweise das Frühstück ausfallen lassen, am Wochenende aber gerne zusammen mit Ihrem Partner oder der Familie frühstücken möchten, spricht da absolut nichts dagegen. Und falls es aufgrund bestimmter Umstände mal nicht möglich ist, die Essenspause einzuhalten oder Ihnen nicht zum Fasten zumute ist (bei Frauen ist das manchmal der Fall vor, während und nach der Menstruation), hören Sie auf diesen Impuls. Es ist kein

Beinbruch, auch mal ein oder mehrere Tage wieder „normal" zu essen oder nur eine Essenspause von 12 oder 14 Stunden einzuhalten.

Es sind nicht die Ausnahmen, die uns vom Weg abbringen, sondern die Gewohnheiten! Wir sollten aus dem intermittierenden Fasten kein Dogma machen, sondern uns ermächtigen, frei damit zu experimentieren.

Das bezieht sich sowohl die Essensphase als auch auf die Fastenphase, die wir jederzeit nach Belieben verändern und verschieben können. Steht zum Beispiel zur Mittagszeit ein Geschäftsessen an oder Sie sind am Abend mit Freunden in einem Restaurant verabredet, wollen am Wochenende zu einem Brunch usw., dann fühlen Sie sich frei, Ihr gewöhnliches Fastenfenster solchen Situation entsprechend anzupassen. Sie können auch an diesen Tag ganz mit dem Intervallfasten aussetzen. Wie gesagt, das Fasten soll uns dienen und das Leben erleichtern – und nicht umgekehrt!

Lediglich zu Beginn der Umstellung aufs intermittierende Fasten ist es sinnvoll, sich an einen festen Rhythmus zu halten. Damit der Körper genug Zeit hat, sich an dieses neue Muster zu gewöhnen, raten wir grundsätzlich dazu, erst nach etwa vier Wochen mit den Ausnahmen zu beginnen. Wenn sich Ihr System an die regelmäßigen Essenspausen gewöhnt hat, brauchen Sie keine vorgefertigten Pläne mehr.

→ **Es müssen nicht immer 16 Stunden sein**
Nicht jeder Tag ist gleich. Aktuelle Anforderungen und die Tagesverfassung ändern sich ständig. Das kann sich auch auf den Nährstoffbedarf, das Hungergefühl und den Appetit auswirken. Vielleicht haben auch Sie bereits die Erfahrung gemacht, dass Ihnen das Einhalten der Essenspause an manchen Tagen leichter und anderen Tagen schwerer fällt. Das ist ganz natürlich.

Wenn Intervallfasten zum Dauerkonzept wird, brauchen Sie nicht ständig auf die Uhr zu schauen, um zu überprüfen, ob die 16 Stunden schon geschafft sind und Sie endlich wieder essen dürfen. Nachdem sich der Körper an die regelmäßigen Fastenphasen gewöhnt hat, gibt er ein klares Feedback, wann er Bedarf nach welchen Nahrungsmitteln hat. Auch, wie viel oder wie wenig Nahrung Sie brauchen, signalisiert der Körper dann deutlich.

Wenn das Hungergefühl an manchen Tagen deutlich stärker ausfällt als gewohnt, brauchen Sie sich nicht zu quälen und können die Fastenphase an diesem Tag getrost verkürzen. Manchmal wollen Sie dann vielleicht schon nach 14 Stunden etwas essen und kommen dafür an anderen Tagen problemlos mit 18 Stunden ohne Nahrung aus. Die 16 Stunden gelten lediglich als Richtwert, der vor allem in der Anfangszeit eine Orientierung bieten soll.

Wenn Sie merken, dass die Essenspause immer kürzer wird und Sie nur noch selten auf 16 Stunden kommen, können Sie jederzeit nachkorrigieren, indem Sie sich wieder zwei Wochen lang konsequent an das 16/8-Prinzip halten. Es wäre schade, wenn die Flexibilität, die das Intervallfasten bei der Langzeit-Anwendung bietet, dazu führt, dass Sie den roten Faden ganz verlieren. Hier ist Eigenverantwortung gefragt.

Wenn Sie merken, dass 16 Stunden ohne Nahrung auf Dauer zu lange für Sie sind, dann verkürzen Sie die Fastenphase entsprechend Ihren Bedürfnissen. Es gibt Konstitutionstypen, denen aufgrund ihrer angeborenen Neurotransmitter-Dominanz das Fasten schwerer fällt als anderen. Hier reichen möglicherweise 14 Stunden ohne Nahrung als grundlegender Richtwert bereits aus. Das Gleiche gilt für sehr schlanke Menschen, die leicht frieren und leicht Muskeln abbauen. Auch hier können 14-stündige Essenspausen am Tag bereits das obere Ende der Bandbreite darstellen. Fällt Ihnen hingegen das Fasten leicht und möchten Sie gerne schnell überschüssige Pfunde verlieren, darf die Essenspause durchaus auch 18 oder sogar 20 Stunden betragen.

Es geht uns nicht darum, dass Sie blindlings unsere Empfehlungen umsetzen, sondern vor allem darum, dass Sie wieder den Zugang zu der inneren Weisheit Ihres Körpers finden. Das Ziel ist, frei zu werden von äußeren Vorgaben und Richtlinien und dass Sie wieder die natürlichen Impulse Ihres Körper wahrnehmen und diesen vertrauen können.

Sie werden sehen, je mehr Erfahrung Sie mit intermittierendem Fasten sammeln und je deutlicher Sie die Stimme Ihres Körpers wieder wahrnehmen, desto flexibler gestalten sich die einzelnen Tage. Mal fasten Sie 16 Stunden, mal 14 und manchmal werden es sogar vielleicht 18 Stunden sein, die Sie problemlos ohne Nahrung auskommen. Am Wochenende oder im Urlaub haben Sie möglicherweise keine Lust auf ausgedehnte Fastenphasen. An besonders stressigen Tagen können Ihnen die Essenspausen Zeit sparen und Sie dadurch erleichtern. **Intermittierendes Fasten ist kein Dogma, dem wir uns unterwerfen müssen, sondern ein geniales Werkzeug, das wir unseren Bedürfnissen entsprechend nutzen können.** So einfach ist das.

→ Wieso Intervallfasten nicht jedem gleich leicht fällt und was das persönliche Neurotransmitter-Profil damit zu tun hat

Die Neurotransmitter Dopamin, Acetylcholin, Noradrenalin, Glutamat, GABA und Serotonin beeinflussen unser Stoffwechselgeschehen und unsere Persönlichkeit. Neurotransmitter sind die biochemischen Botenstoffe unseres Gehirns und peripheren Nervensystems, die alle physischen, mentalen, psychischen und emotionalen Vorgänge steuern. Der amerikanische Psychiater Dr. Cloninger hat herausgefunden, dass es fünf verschiedene Neurotransmitter-Typen gibt, die gleichzeitig den fünf Elementen-Typen der Traditionellen Chinesischen Medizin (TCM) entsprechen.

Die fünf Neurotransmitter-Typen werden jeweils von unterschiedlichen Neurotransmittern dominiert, wodurch sie spezifische Besonderheiten aufweisen bezüglich ihrem Verhalten, ihrer Persönlichkeit, ihren hormonellen und neurologischen Abläufen, ihrem Stoffwechsel und der allgemeinen Reaktionsfähigkeit auf Reize.

Der kanadische Trainingsexperte Christian Thibaudeau hat die Arbeit von Dr. Cloninger weiter entwickelt und ein praktisch anwendbares System heraus gearbeitet, das als richtungsweisender Schlüssel dienen kann, welche Ernährungsweise und welche Trainingsform für die einzelnen Typen optimale Ergebnisse liefert. Dadurch ergeben sich auch spezifische Richtlinien bezüglich des Intervallfastens bzw. Ernährungsverhaltens.

Das Neuro-Typing-System nach Christian Thibaudeau
Christian Thibaudeau unterscheidet fünf neurologische Profile, die durch drei Neurotransmitter-Dominanzen kategorisiert werden.

Kategorie 1: Dopamin-Dominanz
Der „Glücks"-Neurotransmitter Dopamin ist zuständig für ein gutes Gefühl, eine positive und bejahende Lebenseinstellung, das Empfinden von Freude, Motivation und Begeisterung. Menschen der Kategorie 1 werden sozusagen vom Dopamin *dominiert*, da sie hypersensitiv auf diesen Botenstoff reagieren. Selbst kleine Dopamin-Mengen führen bei ihnen zu einem *Dopamin-Kick*, nach dem sie regelrecht süchtig werden können. Die Suche nach dem regelmäßigen *Dopamin-Kick* dominiert das Verhalten, den Charakter und die Gewohnheiten des Neuro-Typ 1.

Menschen mit Dopamin-Dominanz sind sozusagen auf der ständigen Suche nach Möglichkeiten zur Dopaminstimulation und damit immer auf der Jagd nach intensiven Gefühlen wie Glück, Erregung, Begeisterung, Freude und Nervenkitzel. Sie sind in der Regel extrovertiert und kontaktfreudig, haben einen starken Willen, suchen ständig neue Herausforderungen, sind sehr wettbewerbs- und risikofreudig.

Zur ersten Kategorie zählen Neuro-Typ 1A und 1B, die sich durch ihren Acetylcholin- und Serotonin-Spiegel unterscheiden. In Bezug auf intermittierendes Fasten bzw. die Ernährung gilt für beide Typen:

- Sie vertragen lange Fastenintervalle von 18 und mehr Stunden besser als die anderen Typen.
- Sie können sehr gut mit sehr wenig Kohlenhydraten und damit einer Low-Carb-Ernährung auskommen.
- Sie können aber auch bei mangelnder Dopamin-Stimulation zuckersüchtig werden, da sie auch dadurch einen Dopamin-Kick erfahren.
- Proteine und Fette sind die wichtigsten Makronährstoffe für Typ 1A und 1B.

Kategorie 2: Noradrenalin-Dominanz
Der Neurotransmitter Noradrenalin ist zuständig für das Gefühl von Selbstsicherheit, Selbstvertrauen und Selbstbewusstsein und auf physischer Ebene für Leistungsfähigkeit, Muskelkraft, Ausdauer und eine gesteigerte Stoffwechselaktivität. Ein Mangel an Noradrenalin führt zu Selbstzweifel, Unsicherheit, Introvertiertheit und Antriebslosigkeit. Menschen der Kategorie 2 werden durch eine extreme Noradrenalin-Sensitivität dominiert, indem sie hypersensitiv auf bereits kleine Mengen Noradrenalin reagieren.

Wenn der Noradrenalinspiegel niedrig ist, sind Menschen der Kategorie 2 introvertiert, unsicher, ängstlich und unscheinbar. Sobald sie ihre Noradrenalin-Ausschüttung stimulieren, wechseln sie regelrecht ihre Persönlichkeit und werden extrovertiert, selbstsicher und können enorme Leistungen erbringen.

Zur Kategorie 2 gehören die Neuro-Typen 2A und 2B, die sich durch ihren GABA- und Serotonin-Spiegel unterscheiden. Für Neuro-Typ 2A können auch längere Fastenintervalle von 18 Stunden oder mehr sehr gut funktionieren, da er über einen relativ stabilen Serotonin-Spiegel verfügt, wobei dieser Typ den Reiz regelmäßiger Abwechslung braucht. Hier würde es also Sinn machen, die Fastendauer an den einzelnen Tagen zu variieren. Neuro-Typ 2B verfügt in der Regel über einen relativ niedrigen Serotonin-Spiegel, weshalb dieser maximal 16 Stunden am Tag fasten und genügend Kohlenhydrate innerhalb des Essensfensters zu sich nehmen sollte. Insbesondere am Abend können Mahlzeiten mit komplexen Kohlenhydraten für Neuro-Typ 2B sinnvoll sein, um die nächtliche Serotonin-Produktion zu unterstützen.

Kategorie 3: Serotonin-Dominanz
Neuro-Typ 3 ist der einzige Neurotransmitter-Typ, der durch einen angeborenen Mangel dominiert wird, während Kategorie 1 und 2 durch eine jeweilige Hypersensitivität dominiert werden. Typ 3 hat nur sehr geringe Kapazitäten, den beruhigenden Neurotransmitter Serotonin zu produzieren, weshalb dieser Typ am empfindlichsten auf Reize und Stress jeglicher Art reagiert. Dementsprechend ist seine Persönlichkeit

gekennzeichnet durch allgemeine Unsicherheit, ein erhöhtes Bedürfnis nach Sicherheit und Kontrolle.

Typ 3 reagiert deutlich sensitiver und empfindlicher auf Stress, Druck, Erwartungshaltungen und vor allem auf plötzliche Planänderungen als alle anderen Typen. Um sich sicher und stabil zu fühlen, braucht Typ 3 strikte Pläne, geordnete Verhältnisse, immer wieder kehrende Routinen und das Gefühl sich und sein Umfeld unter Kontrolle zu haben.

Typ 3 reagiert dementsprechend auch besonders sensibel auf zu lange Phasen ohne Nahrung und sollte die obere Bandbreite der täglichen Fastenintervalle im Bereich von 14 bis 16 Stunden ansetzen. Um eine stabile Serotonin-Produktion zu ermöglichen, sind komplexe Kohlenhydrate für Neuro-Typ 3 essentiell, weshalb eine Low-Carb-Ernährung kontraproduktiv wäre.

Fazit: Der Neurotransmitter-Typ ist entscheidend!
Obwohl Fasten und regelmäßige Phasen ohne Nahrung für jeden von uns gesund sind, erklärt das persönliche Neurotransmitter-Profil, wieso nicht jeder gleich gut mit dem Fasten zurecht kommt bzw. wieso unterschiedliche Formen des Intervallfastens besser zu einem passen.

Neuro-Typ 1A, 1B und 2A haben in der Regel keine Probleme mit dem Intervallfasten zu beginnen und es täglich auszuführen. 1A kann jeden Tag 16/8, 18/6 oder 20/4 machen, ohne Gewöhnungseffekt und Langeweile. 1B und 2A lieben spielerische Abwechslung und können hier wechseln zwischen 16/8, 18/6, 20/4 usw. entweder täglich oder alle paar Tage oder von Woche zu Woche. Auch mehrtägige Fastenphasen sind für 1A und 1B kein Problem, solange sie Dopamin und Noradrenalin unabhängig vom Essen stimulieren (z. B. durch Training).

Typ 2B kann intermittierendes Fasten betreiben, wenn andere Umstände eine regelmäßige Noradrenalin-Ausschüttung generieren und genug Serotonin gebildet wird (dazu sind Kohlenhydrate, ausreichend Erholung und Schlaf wichtig). Hier sollte IF 16/8 in den meisten Fällen die Obergrenze darstellen. Während des Essensfensters sollten genügend Kohlenhydrate verzehrt werden.

Typ 3 sollte täglich auf Dauer nicht länger als 14 Stunden fasten und nur gelegentlich IF 16/8 betreiben, entweder phasenweise oder nur einige Tage pro Woche. Hier gelten mehr oder weniger dieselben Empfehlungen wie für Typ 2B, jedoch kürzere Fastenintervalle und weniger Tage pro Woche.

Aus gesundheitlichen Gründen können auch 2B und 3 längere Zeiten fasten, bedürfen dann allerdings eines „geschützten Rahmens", wie Urlaub, Aufenthalt in einer Fastenklinik, Betreuung durch einen Fastenleiter usw., da sie eher dazu neigen, durch das Fasten aus dem Gleichgewicht zu geraten. Die anderen Typen sind ein wenig robuster und haben im Allgemeinen keine Probleme damit, auch bei längeren Fastenkuren wie gewohnt in ihrem Alltag zu agieren.

Neurotransmitter-Coaching zur Ermittlung des Neurotransmitter-Profils und Bestimmung der passenden Intervallfasten-Methode

Leider ist es nur schwer möglich, anhand von vorgefertigten Fragebögen das eigene Neurotransmitter-Profil zu bestimmen. Besser lässt sich das in einem persönlichen Gespräch ermitteln. Im Rahmen meiner Weiterbildung bei Christian Thibaudeau bin ich, Jens, befähigt, diesen Service im Rahmen eines persönlichen Coachings (auch über Telefon oder Skype) anzubieten. Bei Interesse können Sie mir gerne eine Email schreiben an *info@if168.de* und wir schauen, ob eine Analyse Ihres Neuro-Profils inklusive Empfehlungen für eine typgerechte Ernährungsweise Sinn macht.

→ **IF auf Reisen und im Urlaub**

Wenn Sie im Alltag regelmäßig intermittierend fasten, ist es selbstverständlich kein Beinbruch, im Urlaub oder auf Reisen eine Pause zu machen. Allerdings fällt es manchen Menschen nach einer Auszeit von ein bis zwei Wochen unverhältnismäßig schwer, wieder den Einstieg ins Intervallfasten zu finden – vor allem, wenn im Urlaub nicht nur die Häufigkeit der Mahlzeiten, sondern auch die Qualität der Nahrung etwas aus der Balance geraten ist. Anderen hingegen tut so eine Auszeit richtig gut. Sie tanken dabei frische Motivation, um danach wieder konsequent regelmäßige Fastenintervalle durchzuführen. Hier kann nur wieder jeder für sich herausfinden, was für einen selbst am besten passt.

Für uns ist ein Urlaub oder eine Reise jedenfalls kein Grund mehr, unseren Essensrhythmus zu verändern. Im Gegenteil, auf Reisen genießen wir die Unabhängigkeit vom Essen besonders. Wenn wir den ganzen Tag im Wohnmobil zum nächsten Etappenziel unterwegs sind, erleben wir es als wahre Entlastung, uns dabei keine Gedanken ums Essen machen zu müssen. Die Suche nach geeigneter Nahrung entfällt und auch die Zeit zum Anhalten, Zubereiten und Essen sparen wir so.

Im Urlaub bleibt durchs intermittierende Fasten mehr Zeit, um Land und Leute zu genießen. Viele Hotels sind bereit, statt des Frühstücks ein Mittagessen oder ein Lunchpaket für unterwegs anzubieten oder es gibt eine Ermäßigung auf den Preis, wenn man auf eine Mahlzeit bei der sonst üblichen Halbpension verzichtet. Wenn man dafür am Abend (oder wann auch immer) richtig schlemmen darf, bedeutet für uns intermittierendes Fasten selbst im Urlaub oder auf Reisen kein Verzicht, sondern ein Gewinn auf allen Ebenen. Sie können das natürlich anders handhaben. Auch bei uns war das nicht immer so.

Noch bis vor einigen Jahren haben wir auf Seminaren oder Besuchen bei Freunden und Familie immer wieder Ausnahmen gemacht, weil der Gedanke an ein ausgiebiges Frühstück warmherzige Erinnerungen in uns wach gerufen hat und wir uns diese besondere Gelegenheiten nicht entgehen lassen wollten. Inzwischen ist das anders. Wir haben uns so sehr an dieses leichte und beschwingte Gefühl gewöhnt, das uns das Fasten tagsüber schenkt, so dass wir auch im Urlaub oder auf Reisen nicht mehr darauf verzichten möchten.

Für unsere Mitmenschen ist das in aller Regel kein Problem. Die gemeinsame Zeit am Tisch können wir ja auch mit einer Tasse Tee oder Kaffee genießen. Einige unserer Freunde haben sich durch unsere Begeisterung sogar anstecken lassen und auch Lust bekommen, mitzumachen. Dabei haben wir das gemeinsame Frühstück kurzerhand einfach um ein paar Stunden nach hinten verschoben. Auch das ist möglich!

Entscheiden Sie hier also selbst, wie es für Sie am besten ist und setzen Sie sich nicht unter Druck. Lieber eine Ausnahme mit Genuss anstelle „durchhalten" um jeden Preis.

→ IF bei Krankheiten

Ein gesunder Körper reagiert auf die meisten akuten Erkrankungen, indem er den Appetit mindert. Denn nichts fördert die Selbstheilungskräfte so stark wie Fasten. Durch eine Erholungspause vom Essen und Verdauen schenken wir unserem Körper Ruhe und Kraft, um sich ganz auf die Bekämpfung von Erregern und die Selbstheilung zu konzentrieren. Bei Tieren lässt sich dieser natürliche Fasteninstinkt sehr gut beobachten. Im Krankheitsfall verweigern sie das Essen und fördern damit unbewusst ihre Genesung.

Wir raten dazu, im Krankheitsfall ganz besonders auf die Impulse des Körpers zu achten und Pläne und Konzepte hinten anzustellen. Essen Sie, wenn Sie hungrig sind und fasten Sie, wenn Sie keinen Appetit haben – ganz unabhängig von irgendwelchen IF-Programmen oder Uhrzeiten. Lassen Sie sich durch gut gemeinte Ratschläge nicht verunsichern. Der Körper braucht nicht ständig zu essen, um bei Kräften zu bleiben – schon gar nicht im akuten Krankheitsfall!

Bei chronischen Erkrankungen, insbesondere bei Stoffwechsel- und Herzkreislauferkrankungen, sollte die Durchführung von intermittierendem Fasten generell mit einem Arzt oder Heilpraktiker abgesprochen werden!

→ Der Umgang mit Rückschlägen

Gerade in den ersten Monaten der Umstellung kann es passieren, dass Sie eine Zeit lang in alte Gewohnheiten verfallen und das intermittierende Fasten ganz aus den Augen verlieren. Zum Beispiel dann, wenn es im Leben besonders stressig und turbulent zugeht oder Sie nach einer Ausnahme nicht mehr in den Fastenrhythmus hinein finden. Auch das ist kein Grund zur Panik.

Anstatt sich zu quälen, geben Sie sich den besonderen Umständen solcher Situationen bewusst hin. Keine Stressphase und kein Motivationsloch dauert ewig, und wenn sich die Wogen geglättet haben bzw. neuer Rückenwind aufgekommen ist, beginnen Sie ganz einfach wieder von vorne mit den täglichen Phasen ohne Nahrung. Sie wissen ja jetzt, wie Sie das anstellen und wie wohltuend sich die regelmäßigen Essenspausen auswirken. Die Erinnerung an die täglichen Auszeiten vom Essen ist bereits in jeder Zelle Ihres Körpers gespeichert und so gelingt Ihnen die Umstellung dieses Mal deutlich schneller und einfacher als beim ersten Anlauf.

Fazit: Finden Sie Ihren individuellen Fastenrhythmus
Intermittierendes Fasten lässt sich also flexibel gestalten. Nachdem die täglichen Essenspausen zur Gewohnheit geworden sind, spricht nichts dagegen, sich seine eigenen Regeln zusammenzustellen und diese immer wieder an die aktuellen Umstände anzupassen. Unserer Erfahrung geht es genau um diese Flexibilität. Auf Dauer werden Sie nämlich nur dann beim Intervallfasten bleiben, wenn es zu Ihnen und Ihrem Leben passt. Werden Sie daher zu Ihrem eigenen Fasten-Experten und finden Sie Ihren individuellen Fastenrhythmus!

Sie können z. B. an sechs oder fünf Tagen die Woche intermittierend fasten und sich einen oder zwei Ausnahmetage pro Woche gönnen. Sie können die Zeitfenster von Nahrungsaufnahme und Fasten flexibel gestalten und diese an tagtägliche Anforderungen und Bedürfnisse anpassen. Auch brauchen Sie nicht immer auf die Uhr zu schauen.

Es ist absolut in Ordnung, wenn es statt 16 Stunden auch mal nur 14 Stunden werden. Nach einem ausgiebigen Gelage am Wochenende können Sie die Essenspause am nächsten Tag weiter ausdehnen und kommen eventuell mit nur einer Mahlzeit aus.

Gut zu wissen: Fasten geht auch anders!
Falls sich herausstellen sollte, dass Sie mit den täglichen Auszeiten vom Essen nicht zurechtkommen, sind andere Varianten des intermittierenden Fastens vielleicht besser für Sie geeignet. Wie wäre es zum Beispiel mit **einem klassischen Fastentag pro Woche**? Statt sich täglich im Essensfenster einzuschränken, verzichten Sie hierbei einmal pro Woche für 24 bis 36 Stunden aufs Essen. Das sind im Monat bereits 96

bis 144 Stunden und auf das Jahr gerechnet 52 bzw. 78 Tage (52-mal 36 Stunden)!!! Auch dieses Vorgehen bietet grandiose Vorzüge für die Gesundheit und das Wohlbefinden.

Der Entertainer Bernhard Ludwig legt sogar jeden zweiten Tag einen kompletten Fastentag ein und hat damit seine ruinierte Gesundheit wieder hergestellt. Ganz nebenbei hat er dadurch auch noch etliche Kilogramm überflüssiges Gewicht abgebaut. Nach seiner **10in2-Methode** isst man an einem Tag ganz normal (sogenannter einser), am nächsten Tag isst man nichts (sogenannter nuller) und das in zwei Tagen, daher 10in2. Anscheinend kommen mit dieser Variante auch viele Leute sehr gut zurecht, zumindest wenn sie sich während der Woche an das Prinzip von Ludwig halten und am Wochenende eine Ausnahme machen. Legt man die Nullertage auf Montag, Mittwoch und Freitag, kann man am Wochenende ganz normal essen.

Eine andere ebenfalls bewährte Methode sind zwei Entlastungstage pro Woche, an denen man noch nicht einmal völlig aufs Essen verzichten muss. Bei der **5:2-Variante** nach Michael Mosely isst man an fünf Tagen pro Woche ganz normal und nimmt an den übrigen zwei Tagen maximal 500 bis 600 Kalorien zu sich. Die beiden „Fastentage" sollten dabei nicht direkt hintereinander liegen und die Kalorienmenge darf auf maximal zwei Mahlzeiten aufgeteilt werden. In unseren Augen ist das zwar kein klassisches intermittierendes Fasten, da die Vorgabe fehlt, über einen bestimmten Zeitraum auf Nahrung zu verzichten, dennoch scheint die 5:2-Methode recht gut zum Abnehmen zu funktionieren und wirkt sich nachgewiesenermaßen auch positiv auch auf die Gesundheit aus.

Eine andere Möglichkeit, die wir persönlich für sinnvoller halten, ist die **EatStopEat-Methode** nach Brad Pilon. Auch er empfiehlt, ein bis zwei Entlastungstage pro Woche. An diesen Tagen darf man eine komplette Mahlzeit zu sich nehmen, ohne sich beschränken zu müssen. Dafür wird die restlichen Stunden des Tages gefastet. Anders als bei der 5:2-Methode gibt es hierbei also keine Beschränkung in der Kalorienmenge, darf aber nur einmal im Laufe des Tages essen. Der Vorteil der EatStopEat-Methode liegt also darin, dass man sich auch am Fastentag einmal so richtig schön satt essen kann und zwar ohne Verzicht und Beschränkung und trotzdem eine fast 24-stündige Auszeit vom Essen hat.

Im Unterschied zu regulärem Intervallfasten mit täglichen Essenspausen kann man bei all diesen gerade vorgestellten Variationen an den Nicht-Fastentagen wie gewohnt essen. Das mag für manche Menschen angenehmer sein als tägliche Essenspausen. Für einen gesunden Darm und eine gute Nährstoffverwertung wäre hierbei jedoch wichtig, dass man zwischen den Hauptmahlzeiten wenigstens 4 – 5 Stunden vergehen lässt und des Weiteren auf Snacks und Zwischenmahlzeiten verzichtet.

Wenn Sie sich mit dem täglichen Fasten also nicht anfreunden können, passen einzelne Fastentage in der Woche vielleicht besser für Sie. Um die richtige Variante für sich zu finden, bietet es sich an, die einzelnen Methoden eine bestimmte Zeit lang auszuprobieren und dann zu schauen, mit welcher Variante Sie am besten zurecht kommen.

3. IF als Einstieg in den Umstieg: Lust auf gesündere Ernährung?

Beim intermittierenden Fasten geht es eigentlich nicht um das WAS wir essen, sondern um das WANN wir essen. Das heißt, der Erfolg vom Intervallfasten hängt nicht davon ab, ob Sie inhaltlich etwas an Ihrer Ernährung verändern. Allein das Einhalten der Essenspausen setzt viel Positives in Gang. Selbstverständlich führt die Kombination aus hochwertiger Nahrung und regelmäßigen Essenspausen zu noch besseren Ergebnissen. Interessanterweise zeigt die Erfahrung, dass regelmäßige Auszeiten vom Essen in vielen Fällen ganz von alleine die Lust auf eine gesündere Ernährungsweise wecken. Es scheint so, als setzt intermittierendes Fasten und die damit einhergehende Reinigung auch auf anderen Ebenen etwas in Gang. Oft findet ganz nebenbei eine Umorientierung in Richtung gesündere Lebensmittelauswahl statt. Für uns ganz klar ein Zeichen dafür, dass intermittierendes Fasten den Kontakt zum eigenen Körperbewusstsein und zur eigenen Körperintelligenz verbessert.

Wenn wir wieder mehr Gespür dafür entwickeln, was unserem Körper gut tut und was ihm eher schadet, entsteht häufig von selbst der Wunsch, diesen Bedürfnissen entsprechend zu handeln. Oft kann man dann nicht mehr so weitermachen wie bisher. Auf einmal fühlt es sich falsch und widersinnig an, seinen Zellen nach der Essenspause vitalstoffleere Kalorienträger anzubieten. Und das ist es natürlich auch!

Vielleicht erinnern Sie sich noch an die Abschnitte als wir von einer Art Sogwirkung der Zellen gesprochen haben, die durch die Auszeiten vom Essen entsteht. Nachdem die Zellen sich in der Essenspause gereinigt und von überflüssigem Ballast befreit haben, sind sie anschließend besonders empfänglich für die Nährstoffe aus der Nahrung, die wir ihnen dann anbieten. Die Zellen saugen dann wie ein trockener Schwamm förmlich alles auf, was sie bekommen können. Deshalb ist es sinnvoll, zumindest die erste Mahlzeit nach dem Fasten besonders vitalstoffreich zu gestalten. Nach der Fastenperiode sind die Zellen sehr effizient bei der Nährstoffverwertung. Umso wichtiger ist es jetzt, dem Körper gesunde und vitalstoffreiche Lebensmittel anzubieten. Wir empfehlen hierzu einen grünen Smoothie, einen großen Salatteller angereichert mit Sprossen oder Wildkräutern und gedämpftes Gemüse mit gesunden Fetten. Sie werden erstaunt sein, wie gut das schmeckt und wie wohltuend sich das auswirkt!

Wie gesagt, der Wunsch nach mehr Vitalstoffen entwickelt sich oft von selbst und ganz nebenbei. Die meisten unserer Klienten sind positiv überrascht, wie positiv intermittierendes Fasten ihre Essgewohnheiten beeinflusst. Öffnen Sie sich einfach der Weisheit Ihres Körpers, die durch die täglichen Auszeiten vom Essen wieder deutlicher zum Vorschein kommen wird.

Die folgenden Empfehlungen sind also in erster Linie für diejenigen gedacht, die den Wunsch nach einer gesünderen Ernährung verspüren.

Unsere Tipps für ein gesundes „Fastenbrechen":
- grüner Smoothie
- weißer Smoothie (= Lubrikator)
- Salatteller mit Sprossen oder Wildkräutern und einem leckeren Dressing
- Rohkost als Fingerfood mit Avocado-Dip

- selbstgemachte Gemüsesuppe mit einem Schuss Sahne und Kokosöl
- gedämpftes Gemüse mit Rohmilchbutter oder Kokosöl und frischen Kräutern

Achtung: Gute Vorbereitung ist hier alles!
Gerade am Anfang ist es sinnvoll, sich seine Mahlzeit, mit der man die Essensphase beginnen möchte, rechtzeitig vorzubereiten. Manchmal ist der Hunger nach der Fastenperiode groß, und man kann die erste Mahlzeit kaum erwarten. Hat man jetzt noch nichts vorbereitet, ist die Versuchung groß, etwas was zu essen, was zwar schnell zubereitet, aber dafür vielleicht nicht sehr vitalstoffreich ist. ein Brot zu belegen oder die Packung Kekse aufzureißen, geht natürlich schneller und ist bequemer, als einen Salat oder Smoothie zuzubereiten. Eine gute Planung und entsprechende Vorbereitung ist hier also wichtig!

Wir sammeln zum Beispiel vormittags die Wildkräuter für den grünen Smoothie am Mittag. In unserer Küche steht fast immer ein Glas mit Sprossen bereit, die man über einen Salat streuen oder auch pur genießen kann. Normalerweise bereiten wir rechtzeitig unsere Mahlzeit vor, so dass wir direkt nach der Essenspause loslegen können. Denn wir wissen aus Erfahrung, dass gerade zu Beginn der Umstellung aufs Intervallfasten die erste Mahlzeit nach der Fastenphase sehnlichst erwartet wird.

Wir raten Ihnen daher, sich am besten schon zu Beginn des Tages, alles so weit vorzubereiten, dass Sie gar nicht anders können, als einen gesunden „Fastenbreak" hinzulegen. Damit es eben nicht heißt, „Have break, have kit kat" :)

Falls Sie der Wunsch packt, sich intensiver mit dem Thema gesunder Ernährung auseinanderzusetzen und Sie nicht nur an dem Wann, sondern auch an dem Was Sie essen, etwas optimieren möchten, könnte auch unser unser 6-Wochen-Online-Ernährungsprogramm[53] interessant für Sie sein. Hier erklären wir genau, worauf es in unseren Augen bei einer gesunden und genussvollen Ernährung ankommt. Es geht uns da-

---

53 www.inspiriert-sein.de/unsere-produkte/online-ernaehrungsprogramm

bei nicht darum, einzelne Lebensmittelkategorien zu verteufeln und andere in den Himmel zu loben, sondern darum, einen ganzheitlichen Blick auf das Thema gesunde Ernährung zu werfen. Unsere Empfehlungen basieren auf natürlichen Prinzipien der menschlichen Ernährungsphysiologie und lassen viel Freiraum für das eigene Experimentieren und Finden der persönlichen Idealernährung. In unseren Augen gibt es eben nicht ein einziges ultimatives Ernährungskonzept, das für jeden von uns passt. Gerade in einem so sensiblen Bereich wie bei der Ernährung, kann nur jeder für sich selbst zum eigenen Experten werden.

In unserem 6-Wochen-Online-Ernährungsprogramm steht jede Woche ein bestimmtes Thema im Vordergrund. Wir werfen z. B. einen Blick darauf, wieso sich nicht alle Kohlenhydrate in einen Topf werfen lassen. Wieso die so oft als gesund angepriesenen Pflanzenfette uns sogar schaden können und warum gesättigte Fettsäuren viel besser sind als ihr Ruf. Wir schauen, wie wir die Verdauung und die Nährstoffverwertung verbessern können, und zwar erst einmal ohne inhaltlich etwas an der Ernährung verändern zu müssen. Wir zeigen auf, was Insulin mit einer gesunden Ernährung zu tun hat und wie wir unseren Insulinspiegel wieder in Balance bringen können.

Neben diesen und weiteren theoretischen Hintergrundinformationen versorgen wir die Teilnehmer in unserem Programm mit sofort umsetzbaren Praxistipps, die sich leicht und ohne großen Zeitaufwand in den Alltag integrieren lassen.

Mehr Informationen zu unserem 6-Wochen-Online-Ernährungsprogramm finden Sie unter: www.inspiriert-sein.de/unsere-produkte/online-ernaehrungsprogramm

Als kleines Dankeschön für Sie als Leser unseres Intervallfasten-Programms haben wir einen Rabattcode für das 6-Wochen-Ernährungsprogramm eingerichtet. Mit dem Gutscheincode „IF168" erhalten Sie 10 % Rabatt auf unser Programm. Geben Sie dazu den Gutscheincode in das entsprechende Feld bei der Bestellung ein. Wir würden uns freuen, Sie bei unserem Ernährungsprogramm begrüßen zu dürfen!

4. Intervallfasten-Projekt gescheitert? Kein Grund zum Aufgeben
Falls Sie sich trotz unseres Programms schwer mit dem Fasten getan haben, und es Ihnen nach wie vor nicht gelingt, tagsüber länger als ein paar Stunden ohne Essen zu auszukommen und die 16-stündige Essenspause in weiter Ferne liegt, kann das verschiedene Gründe haben. Anstatt das Prinzip des intermittierenden Fastens nun vorschnell über Bord zu werfen und sich damit um all die Vorteile zu bringen, die tägliche Essenspausen liefern, möchten wir Ihnen an dieser Stelle Mut machen, weiter am Ball zu bleiben. Aufgrund verschiedener Lebensumstände kann es sein, dass Ihr Stoffwechsel ein tiefer liegendes Problem bei der Umstellung vom Glukose- auf den Fettstoffwechsel hat. Manchmal liegt dem eine Stoffwechselstörung wie HPU zugrunde, die dann zuerst einmal entsprechend therapiert werden sollte.

Häufiger liegt die Ursache auch in einer jahrelangen Überernährung mit viel zu viel Zucker und stärkehaltigen Produkten wie Brot, Pasta, Kuchen, Keksen usw. In diesem Fall sollten Sie es noch einen Schritt langsamer angehen lassen. Vielleicht hilft Ihnen eine mehrwöchige Low-Carb-High-Fat-Ernährung (LCHF), den Einstieg ins intermittierende Fasten zu erleichtern. Bei dieser Ernährungsweise reduziert man den Anteil an Kohlenhydraten in der Ernährung und isst dafür mehr gesunde Fette. Statt Brot, Nudeln, Reis, Süßigkeiten und Kartoffeln gibt es dann mehr Nüsse, Avocados, Eier, Käse, Butter und Kokosöl sowie für alle Nicht-Vegetarier auch mehr Fisch und Fleisch. Bei der Umstellung auf LCHF lernt der Körper wieder, seine Energie vor allem aus Fettsäuren und Ketonen herzustellen. Nach einer gewissen Eingewöhnungszeit ist der Körper dann wieder so gut an den Fettstoffwechsel adaptiert, dass eine mehrstündige Auszeit vom Essen kein großes Problem mehr sein sollte. Dann können Sie einen weiteren Versuch mit unserem Programm wagen.

Bevor Sie vorschnell dieses so mächtige Tool vom Intervallfasten über Bord werfen, schenken Sie Ihrem Körper die Zeit, die er braucht. Schon bald werden Sie sich über Ihren Einsatz freuen. Versprochen!

Gut zu wissen: LCHF nicht auf Dauer!
Phasenweise wenig oder kaum Kohlenhydrate zu essen ist bei den heutigen Ernährungsgewohnheiten sehr oft sinnvoll. Gerade dann, wenn bereits eine Insulinresistenz vorliegt, kann eine LCHF-Ernährung helfen, die Zellen wieder insulinsensitiver zu machen. Dennoch halten wir nichts davon, Kohlenhydrate auf Dauer zu verteufeln. Wenn wir auf lange Sicht zu wenig Kohlenhydrate essen, kann es passieren, dass unser Körper wertvolles Muskelgewebe abbaut, um daraus Glukose zu gewinnen, auf die unser Körper nicht ganz verzichten kann. Einen leichten Zustand der Ketose, der sich durchaus positiv auf Gehirn, Leistungsniveau und Stimmung auswirkt, lässt sich auch durch tägliches intermittierendes Fasten erreichen, wenn man parallel dazu den Anteil an mittelkettigen Fettsäuren erhöht und zucker- und stärkehaltige Nahrungsmittel reduziert.

Im Klartext heißt das: IF 16/8 kombiniert mit einer Ernährung, die mehr gesunde Fette und weniger raffinierte Kohlenhydrate enthält, ermöglicht uns, die metabolischen und hormonellen Vorteile einer LCHF-Ernährung, ohne ganz auf Kohlenhydrate verzichten zu müssen. Gleichzeitig schützt uns diese Vorgehensweise vor den potenziellen Nachteilen einer dauerhaften LCHF-Ernährung.

Kurweise durchgeführt, kann eine LCHF-Ernährung allerdings sinnvoll sein, um den Stoffwechsel wieder flexibel zu machen und die Gewichtsabnahme zu beschleunigen. Falls es mit den Essenspausen also noch nicht so ganz rund läuft, können Sie ruhig einmal drei, vier oder auch sechs Wochen die Kohlenhydrate in Ihrer Ernährung stark reduzieren. Aber bleiben Sie nicht dauerhaft über Monate oder gar Jahre hinweg bei einer sehr kohlenhydratarmen Ernährung.

Nicht immer muss es eine ketogene Ernährung sein, um den Einstieg ins Intervallfasten zu ermöglichen. Selbst bei hartnäckigen Hürden reicht es oft auch aus, für eine Zeit lang Süßigkeiten und Weißmehl zu reduzieren. Gerade raffinierte Kohlenhydrate, aus denen der Körper sehr schnell Glukose und damit Treibstoff für den Zuckerstoffwechsel herstellen kann, können das Umswitchen auf den Fettstoffwechsel und den Fastenmodus erschweren. Essen Sie dann lieber Vollkorn- statt

Weißmehlprodukte, bevorzugen Sie komplexe Kohlenhydrate aus Quinoa, Buchweizen und Süßkartoffeln und reduzieren Sie Teigwaren aus Getreide. Und die Lust auf Süßes stillen Sie besser durch frisches Obst statt durch herkömmliche Süßigkeiten. Wenn Sie damit gut zurecht kommen, können Sie sich erneut an unser Programm heranwagen.

Es gibt auch Menschen, die einen radikalen Einstieg brauchen. Dann wäre eine Heilfastenwoche vorab angeraten, um anschließend in den täglichen Fastenrhythmus zu kommen. Wer ins kalte Wasser springt und eine Woche lang fastet, für den wird das tägliche Intervallfasten im Anschluss ein Kinderspiel. Allerdings ist so ein radikaler Einstieg ins Fasten oft mit Nebenwirkungen verbunden, so dass wir diese Variante – wenn überhaupt – nur mit einer wirklich guten Begleitung empfehlen können. Generell raten wir jedoch dazu, es umgekehrt anzugehen, und das intermittierende Fasten als Einstieg in längere Fastenkuren zu nutzen.

5. Kurzzeitfasten als Einstieg ins Langzeitfasten
Hat sich Ihr Körper erst einmal an die täglichen Essenspausen gewöhnt, kann es gut sein, dass Sie Lust bekommen, sich auch einmal an längere Fastenkuren heranzuwagen. Im Gegensatz zum Kurzzeitfasten haben solche Kuren Vor- und Nachteile. Sie reinigen den Körper auf einer tieferen Ebene, wobei auch Psyche und Geist verstärkt angesprochen werden. Mit jedem Fastentag werden Zellen und Gewebe gründlicher von Altlasten befreit, während die Reparations- und Erneuerungsprozesse auf Hochtouren laufen. Gleichzeitig können durch den Abbau von Körpergewebe, auch Emotionen freigesetzt werden, die häufig darin gespeichert werden. Wenn wir uns unsere überflüssigen Pfunde zum Beispiel in Zeiten von Trauer oder Frustration angefuttert haben (= sogenannter Kummerspeck), kann es gut sein, dass die damals aktiven Stimmungen und Gefühle durch das Fasten noch einmal zu Tage befördert werden, parallel zum Abbau des Körpergewichts. Das ist nicht weiter tragisch, sondern eine gute Gelegenheit, Überbleibsel emotionaler Themen anzugehen und emotionale Blockaden, die langfristig betrachtet zu körperlichen und psychischen Beeinträchtigungen führen können, aufzulösen.

Indem wir diese Emotionen einfach noch einmal durchleben, sie annehmen, ohne zu bewerten, kommen sie wieder in Bewegung, wodurch sie sich auflösen und unser System endgültig verlassen können. Langzeitfasten ist daher immer mehr als eine Reinigung des physischen Körpers, sondern wirkt sich gleichermaßen klärend auf Körper, Seele und Geist aus.

Außerdem sind längere Fastenkuren eine ganz hervorragende Möglichkeit für eine tiefe Innenschau. Durch den Verzicht auf Nahrung werden wir sensibler und empfänglicher. Auf einmal können wir klarer sehen, welche Aspekte in unserem Leben gerade nicht so optimal laufen und wo eine Veränderung sinnvoll wäre. Viel leichter als sonst lässt sich dann erkennen, welche Umstände, Personen oder Tätigkeiten, uns nicht wirklich gut tun. Gleichzeitig schenkt uns das Fasten auch die nötige Portion Kraft und Motivation, um hieran tatsächlich etwas zu verändern.

Für uns jedenfalls ist es jedes Mal wieder eine erstaunliche Erfahrung, was durch längere Fastenkuren alles so zu Tage kommt. Mir, Marion, wurde zum Beispiel bei meinem letzten 8-tägigen Fasten klar, dass es am besten für mich ist, den Computer abends frühzeitig auszuschalten und lieber ein gutes Buch zu lesen. Auch, wie wertvoll tägliches Dehnen und Stretching für mein Wohlbefinden sind, wurde mir erst bei einer längeren Fastenkur bewusst.

Zudem stärkt eine richtige Fastenkur das Vertrauen in den eigenen Körper ungemein. Wenn Sie erleben, dass Sie auch fünf, acht oder zehn Tage lang ohne einen Bissen Nahrung auskommen und sich dabei in den meisten Momenten auch noch leistungsfähig und emotional stabil fühlen, sind Sie dabei, das Potenzial Ihres Organismus zu entdecken. Eine wirklich beeindruckende Erfahrung, die eine unvergleichliche Form von Selbstvertrauen mit sich bringt!

Gleichzeitig sind längere Fastenkuren eine gute Möglichkeit zur Musterdurchbrechung. Vielen Menschen fällt es nach ein, zwei oder drei Wochen fasten leichter, bisher hartnäckige und ungesunde Ernährungsgewohnheiten dauerhaft hinter sich zu lassen. Im Anschluss daran ist es für viele oft ein Kinderspiel, sich gesünder zu ernähren.

Nach einem mehrtägigen Fasten sind unsere Sinne so fein, dass wir Nahrung ganz anders wahrnehmen als vor dem Fasten. Auch der Geschmack verändert sich. Auf einmal schmecken uns Dinge, die wir vorher als langweilig empfunden haben, während uns industriell hergestellte Produkte mit Geschmacksverstärkern regelrecht überfordern und dann schnell ihren Reiz verlieren. Fastenkuren bieten zudem die Chance, unsere Zellen von Genussgiften wie Zucker, Kaffee, Alkohol oder Nikotin zu entwöhnen, weshalb Fasten sogar erfolgreich zur Therapie von Drogensüchtigen eingesetzt wird.

Allerdings – und das wollen wir Ihnen nicht vorenthalten – können längere Fastenkuren auch genau das Gegenteil bewirken. Wer sich für etliche Tage lang diszipliniert, kann anschließend auch in ungesunde Muster zurück verfallen. Manchmal sogar heftiger als zuvor. Und das wäre natürlich schade. Von daher empfehlen wir Ihnen, nicht Ihre ganze Willenskraft ins Fasten zu stecken, sondern sich eine Portion Willenskraft für die Tage nach dem Fasten aufzubewahren. Damit Fastenkuren ihren vollen Nutzen entfalten, kommt es auch auf die richtige Nachbereitung an, im Sinne einer langsam aufbauenden Schonkost. Nach dem Fasten muss sich der Körper erst wieder an den Verzehr von Nahrung gewöhnen und die Organe sollten so sanft wie möglich aus ihrem Regenerationsschlaf geweckt werden. Für viele sind die Aufbautage eine größere Herausforderung als das Fasten selbst. Wir können Lied davon singen ...

Vor und nach der Kur sind entsprechende Maßnahmen wichtig, damit längere Fasteneinheiten nicht zur Tortour werden und dem Körper vielleicht sogar schaden. So sollte zum Beispiel der Darm vorab und während der Kur immer wieder geleert und gereinigt werden, die Leber und Nieren durch Kräuter und andere Maßnahmen gestärkt und die Ausscheidung von Säuren über die Haut z. B. durch Schwitzen oder Basenbäder unterstützt werden. Außerdem muss eine ausreichende Vitalstoffversorgung gewährleistet sein, da der Bedarf beim Fasten besonders hoch ist. Die durchs Fasten in Gang gesetzten Reinigungs- und Entgiftungsprozesse bedeuten harte Arbeit für den Körper und wenn wir ihn hierbei nicht entsprechend unterstützen, kann es eventuell zu einer Überforderung kommen, die unseren Organen mehr schadet als nutzt.

Es wäre also falsch, einfach nur nichts zu essen. Damit aus dem Fasten ein Heilfasten wird, sollten Sie sich vorab gut informieren. Gerade bei der ersten längeren Fastenkur halten wir eine fachmännische Begleitung für überaus sinnvoll. Inzwischen gibt es an vielen Orten sehr gut ausgebildete Fastenbegleiter, die mehrmals im Jahr eine Fastengruppe leiten und den Teilnehmern unterstützend mit Rat und Tat zur Seite stehen. Darüber hinaus können Sie natürlich auch eine spezielle Fastenklinik aufsuchen, was jedoch recht teuer ist.

Informieren Sie sich auch über die verschiedenen Arten des Fastens wie das klassische Heilfasten nach Otto Buchinger, Saftfastenkuren, Basenfasten oder Smoothiefasten und wählen Sie zum Einstieg die Methode, die Sie am meisten anspricht.

Falls Sie sich für eine längere Fastenkur entscheiden, legen wir Ihnen einen sanften Einstieg ans Herz. Intermittierendes Fasten ist unserer Ansicht dazu ideal geeignet. Wenn Ihr System an tägliche Essenspausen von 16 Stunden gewöhnt ist, sind Sie bereits sehr gut auf eine längere Fastenkur vorbereitet. Ihr Gewebe und Ihre Zellen sind dann bereits gut vorgereinigt und die Umstellung Ihres Stoffwechsels vom Glukose- auf den Fastenstoffwechsel ist Ihrem Körper dann bereits vertraut. Fastenkrisen in den ersten Tagen fallen dadurch milder aus als ohne die Vorbereitung durchs Intervallfasten oder treten gar nicht erst auf. Dadurch fällt das Fasten den meisten erheblich leichter, so dass sie noch mehr Positives aus einer Fastenkur herausziehen können.

Wenn Sie es noch sanfter angehen möchten, raten wir dazu, sich erst einmal an einen einzelnen vollen Fastentag heranzuwagen. Das heißt, Sie beginnen Ihre Fastenpause mit dem Abendessen und fasten die Nacht über, den ganzen nächsten Tag und die darauf folgende Nacht, sprich bis zum übernächsten Tag. So kommen Sie auf eine Essenspause von immerhin 36 – 42 Stunden! Aus Erfahrung können wir bestätigen, dass solche Fasteneinheiten noch einmal eine ganz andere Herausforderung bedeuten und eine tiefgehendere Wirkung haben, als jeden Tag 16 Stunden zu fasten. Die Zellen und Gewebe werden dabei gründlich gereinigt und es kann gut sein, dass Ihnen die ersten Versuche nicht ganz so leicht fallen. Wir jedenfalls hatten damals vor nun gut 14 Jahren bei unseren ersten 1,5-tägigen Fastentagen mit Kopfschmerzen, Leistungseinbußen, Stimmungseinbrüchen und unserem inneren Schweinehund zu kämpfen. Doch das Durchhalten lohnt sich! Von Mal zu Mal fallen solche Fastentage leichter. Und wenn Sie problemlos einen kompletten Tag lang fasten können, ist Ihr System auch bereit für eine längere Fastenkur.

Wir können Ihnen diesen sanften Einstieg in längere Fastenkuren sehr ans Herz legen und raten generell dazu, den Körper solange auf längeres Fasten vorzubereiten, bis Sie problemlos einen ganzen Tag lang durchfasten können.

Kurzzeitfasten oder Langzeitfasten: Was ist besser?
Kurz- und Langzeitfasten schließen einander nicht aus. Im Gegenteil, sie ergänzen sich prima. Um Ihrer Gesundheit etwas Gutes zu tun, raten wir dazu, täglich (oder fast täglich) intermittierend zu fasten und ein- bis zweimal im Jahr eine längere Fastenkur von fünf bis 14 Tagen durchzuführen. Im Einzelfall können auch kürzere bzw. längere Fastenintervalle für solche Kuren sinnvoll sein. Für uns ist diese Kombi aus Kurz- und Langzeitfasten einer der besten Schlüssel für mehr Gesundheit, Wohlbefinden, Lebensfreude und Energie.

Falls Sie keine Lust auf längere Fastenkuren haben, aber noch intensiver ins intermittierende Fasten einsteigen möchten, empfehlen wir Ihnen unsere **IF-Spezialprogramme**. Tägliche Essenspausen bilden unserer Erfahrung die Basis für so vieles. Wenn Sie dauerhaft, gesund und ohne Verzicht Ihr Gewicht reduzieren möchten, könnte unser **IF-Abnehm-Programm** spannend für Sie sein. Auf der Grundlage von 16-stündigen Essenspausen gehen wir hier noch einen Schritt weiter und führen Sie zu längeren Fastenintervallen von 20 bis 36 Stunden heran. Zudem erhalten Sie in diesem Programm unsere besten Tipps zum Abnehmen, die einerseits wissenschaftlich abgesichert und andererseits praktisch erprobt sind.

Bei unserem **IF-Darm-Programm** geht es darum, den Darm innerhalb von nur 28 Tagen auf Vordermann zu bringen und eine gesunde Darmflora aufzubauen. Hier erfahren Sie, wieso tägliche Essenspausen von 14 bis 16 Stunden so wichtig für die Darmgesundheit sind und was Sie sonst noch tun können, um Ihren Darm zu unterstützen. Das wirkt sich übrigens auch positiv auf unsere Stimmung aus und stärkt unser Immunsystem.

Weitere Programme sind in Arbeit. Sie dürfen sich also auf eine große Auswahl an Möglichkeiten freuen, Intervallfasten auf einer tieferen Ebene zu erproben.

Mehr Infos finden Sie unter www.if168.de/programme.

Ein Einblick in unsere Fastenroutine
Zum Abschluss möchten wir Ihnen noch einen Einblick in unsere derzeitige persönliche Fastenroutine geben. Über die Jahre hinweg hat sich bei uns folgender Rhythmus heraus kristallisiert: 16-stündige Essenspausen haben sich zu einem festen Bestandteil in unseren Alltag entwickelt. Selten werden es mal nur 14 Stunden, häufiger auch mal 18 oder sogar 20 Stunden. Darüber hinaus tun uns regelmäßige Fastenintervalle von 36 bis 42 Stunden sehr gut und wir versuchen, solche Fastentage einmal pro Woche einzulegen, was uns allerdings nicht immer gelingt. Darüber hinaus legen wir ein- bis zweimal im Jahr eine längere Fastenkur ein, wobei Jens hier kürzere Intervalle bevorzugt, während es bei Marion durchaus auch acht Tage oder mehr sein dürfen.

Wie Sie also sehen, ist auch bei uns nichts in Stein gemeißelt. Wir passen unsere Essenspausen vor allem unserem Körpergefühl an und schauen dabei schon lange nicht mehr auf die Uhr. Der innere Taktgeber führt uns inzwischen von ganz allein zu dem Fastenrhythmus, von dem wir am meisten profitieren. Wichtig dabei ist, offen zu bleiben für die Signale des Körpers, da sich unsere Bedürfnisse aufgrund äußerer und innerer Einflüsse auch immer wieder verändern können.

6. Ihre Rückmeldung ist uns wichtig
Wir hoffen, unser Programm hat Ihnen gefallen und Sie konnten viel Wertvolles für sich gewinnen. Damit wir unser Programm immer besser auf die Bedürfnisse der Leser abstimmen können, würden wir uns sehr über ein Feedback von Ihnen freuen. Was hat Ihnen besonders gefallen? Worüber hätten Sie gerne mehr erfahren? Was war zu ausführlich? Und was haben Sie vermisst? Und natürlich sind wir wahnsinnig neugierig darauf, zu erfahren, welche Veränderungen Ihnen die täglichen Essenspausen gebracht haben. Fühlen Sie sich besser? Haben Sie mehr Energie? Sind Sie überflüssige Pfunde losgeworden? Oder genießen Sie ganz einfach den wieder gefundenen Zugang zu Ihrem Körpergefühl? Wir sind gespannt und freuen uns über Ihre Rückmeldung per Email an info@if168.de.

Weitere Titel erschienen im Inspiriert-Sein Verlag

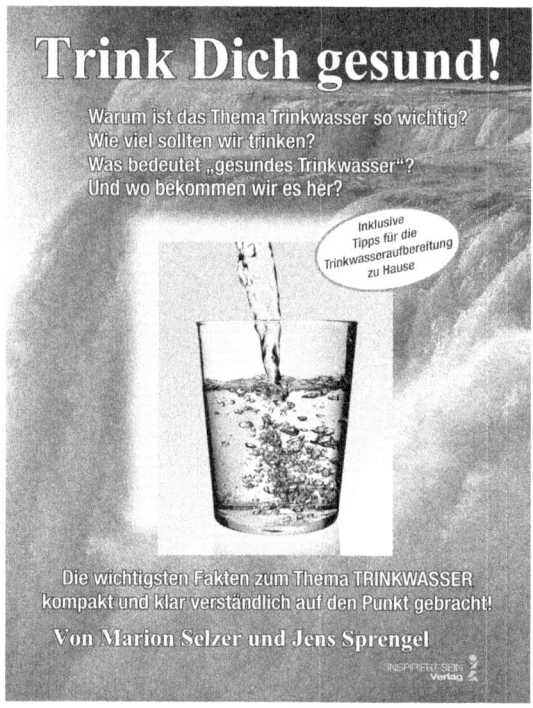

Warum ist das Thema Trinkwasser so wichtig? Wie viel sollten wir trinken? Was bedeutet „gesundes Trinkwasser"? Und wo bekommen wir es her?

Die wichtigsten Fakten zum Thema TRINKWASSER kompakt und klar verständlich auf den Punkt gebracht!

Inklusive Tipps für die Trinkwasseraufbereitung für zu Hause, mit ausführlichen Infos zu Umkehr-Osmose-Systemen und anderen Möglichkeiten der Trinkwasseraufbereitung – unabhängig und neutral!

von Marion Selzer und Jens Sprengel

ISBN Print: 978-3-946026-06-8; ISBN Ebook: 978-3-946026-07-5

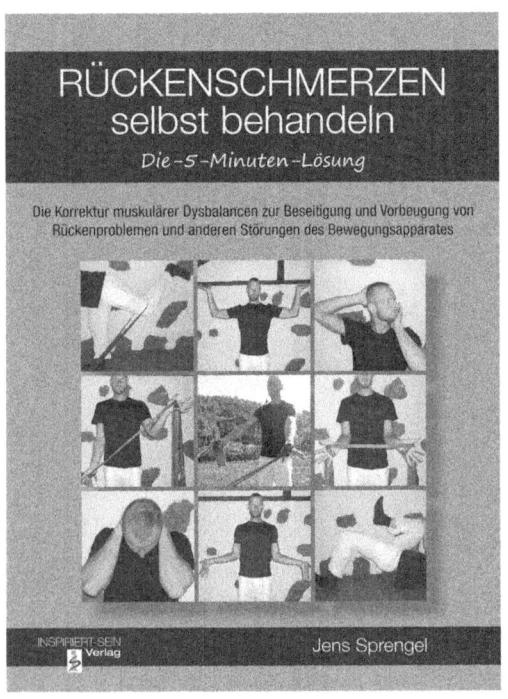

Zur Korrektur muskulärer Dysbalancen zur Beseitigung und Vorbeugung von Rückenproblemen und anderen Störungen des Bewegungsapparates

Mit der hier vorgestellten 5-Minuten-Lösung können Sie Rückenschmerzen und alle damit zusammenhängenden Probleme wie Haltungsfehler, Bandscheibenvorfälle, Muskelverspannungen, Hexenschuss und Spannungskopfschmerzen dauerhaft lindern und vorbeugen.

von Jens Sprengel

ISBN Print: 978-3-946026-00-6; ISBN Ebook: 978-3-946026-01-3

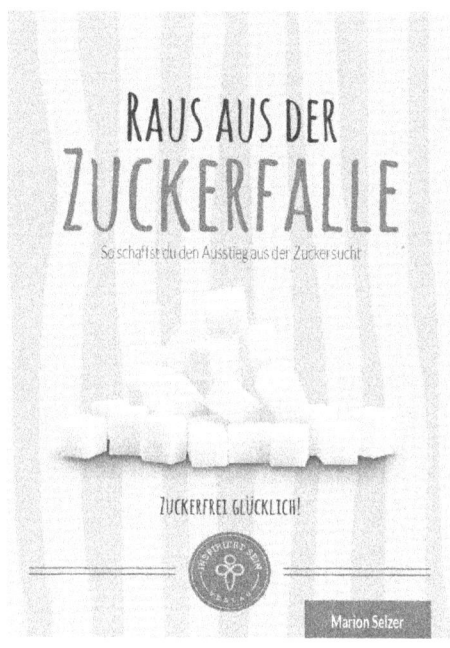

Mit dieser Anleitung raus aus der Zuckerfalle und rein in die Zuckerfreiheit!

Naschst Du gerne? Kannst Du beim Anblick von Kuchen, Schokolade, Eiscreme oder anderen Leckereien nicht „Nein" sagen? Fällt es Dir schwer, nach dem ersten Bissen wieder aufzuhören? Isst Du oft mehr, als Du Dir vorgenommen hast? Hast Du anschließend ein schlechtes Gewissen? Willkommen im Club! Mit diesem Buch erhältst Du eine gezielte Strategie, um aus der Zuckersucht herauszukommen.

Inklusive persönlichen Anekdoten, einer Schritt-für-Schritt-Anleitung zur Zuckerentwöhung, Tipps & Tricks zum Zuckerentzug und zuckerfreien Rezepten u.v.a.m.

von Marion Selzer

ISBN Print 978-3-946026-08-2; ISBN Ebook 978-3-946026-09-9

Impulse für ein gesundes und bewusstes Leben

Inspiriert-Sein.de – Das etwas andere Gesundheits- und Entwicklungsportal mit den Themen:

gesund sein – gut aussehen – bewusst ernähren – inspiriert leben

www.inspiriert-sein.de

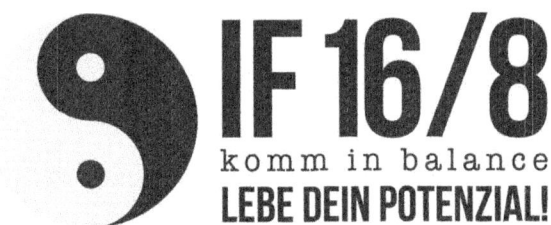

IF 16/8: Deine Plattform zum Intervallfasten
mit den besten Tipps und Tricks zum intermittierenden Fasten

www.if168.de